Wagner, Peil, Schröder

Trink Dich Fit

Günter Wagner, Dr. med. Johannes M. Peil, Uwe Schröder

Trink Dich Fit

Handbuch für das richtige Trinken

Sport • Beruf • Freizeit

pala verlag

Wir danken an dieser Stelle allen Sportlerinnen und Sportlern, von denen wir lernen durften, sowie den zahlreichen freien Mitarbeiterinnen und Mitarbeitern des Institutes für Sporternährung e.V., Bad Nauheim, die bei der Recherche und Erstellung des Buches aktiv mitgearbeitet haben.

Unser Dank gilt auch Ullrich Schweitzer von Hassia Mineralquellen, Bad Vilbel, ohne dessen Unterstützung dieses Buch in der jetzt vorliegenden Ausgabe nicht möglich gewesen wäre.

Inhalt

Trink Dich Fit

Der Mensch ist, was er isst und trinkt. Wie die Ernährung, so die körperliche und mentale Leistung, das Wohlbefinden und die Stresstoleranz.

Wenn von gesunder oder leistungssteigernder Ernährung gesprochen und geschrieben wird, ist heute nicht mehr nur vom Essen die Rede – von Kohlenhydraten, Eiweiß oder Vitaminen. Heute dürfen Informationen zu Getränken, dem Wasserhaushalt und dem richtigen Trinken nicht fehlen.

Denn ein chronischer oder auch temporärer Wassermangel ist die Hauptursache körperlicher und insbesondere auch mentaler Leistungsminderungen. Bei vielen größeren Sportveranstaltungen, seien es Weltmeisterschaften oder Olympische Spiele, haben die Autoren Athleten gewinnen sehen, die sich unangemessen ernährten. Manchmal konnten sogar übermüdete oder leicht verletzte Athleten den Sieg holen. Aber wahrscheinlich hat noch nie ein Athlet einen Wettkampf gewonnen, der an einem eklatanten Wassermangel litt. Jede chemische Reaktion im Körper, einschließlich der Energieproduktion, findet im Umfeld von Wasser statt. Wenn das Blut, das Gehirn, die Muskeln und andere Organe nicht die optimale Menge Wasser ent- und erhalten, dann sind diese Organe nicht optimal funktionsfähig. Ganz gleich, ob im Beruf, in der Schule, im Studium, in der Freizeit, beim Spiel oder im Sport. Die Betonung liegt hier auf »optimal«. Denn das Thema »Trinken« hat einen so hohen Stellenwert eingenommen, dass viele Aktive die Trinkmengen in Training und Wettkampf, aber auch in der Freizeit übertreiben. Eine zu hohe Trinkmenge kann aber unter Belastung dramatischere Konsequenzen haben als eine zu geringe. Die richtige Trinkmenge des richtigen Getränks entscheidet, ob die Versorgung entsprechend der jeweiligen Situation optimal ist.

In kaum einem anderen Teilgebiet der angewandten Ernährungslehre finden sich so viele Fehleinschätzungen und herrscht ein so ausgeprägter Aberglaube wie in den Bereichen des richtigen Trinkens und der Getränkeauswahl. Dies gilt sowohl für eine Unter- als auch für eine Überversorgung. So ist die Analyse der gegenwärtigen Trinkgewohnheiten und deren Konsequenzen für das Trinkverhalten sowohl im Freizeit- und Hochleistungssport als auch im beruflichen Alltag, in der Schule und im Studium dringender denn je.

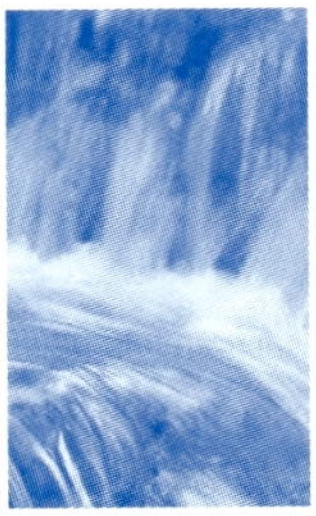

»Wer keine Zeit für das Training hat, wird sich Zeit für Krankheiten nehmen müssen.«
Earl of Derby, 1873

Keine Leistung ohne Energie

Jede Bewegung erfordert die Mobilisierung einer oder mehrerer Muskelgruppen. Damit der Muskel die verlangte Leistung erbringen kann, müssen ihm entsprechende Energielieferanten zur Verfügung stehen. Der Brennstoff, den die Muskelzellen zur Leistungserbringung benötigen, ist eine chemische Substanz, das Adenosintriphosphat (ATP).

Leider ist der ATP-Vorrat in der Muskulatur begrenzt. Er reicht nur für zwei bis drei Kontraktionen beziehungsweise ein bis zwei Sekunden Arbeitsdauer bei starker muskulärer Belastung aus, zum Beispiel für eine Wurfbewegung. Jede weitere Muskelarbeit erfordert deshalb zunächst die Wiederauffüllung des entleerten ATP-Pools. Ansonsten wären weder Sprintbelastungen über zwei Sekunden noch Ausdauerbelastungen über mehrere Stunden möglich. Die Wiederaufladung des ATP-Pools kann durch ge-

Energiereserven des Körpers

Brennstoff	**in kcal**	**Reserven**	**in kJ**
Adenosintriphosphat (ATP)	1 – 2	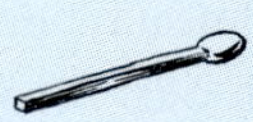	4 – 8
Kreatinphosphat (KP)	3 – 4	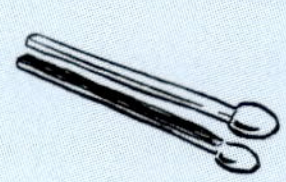	12 – 16
Glykogen (Kohlenhydratspeicher)	1.200 – 2.400	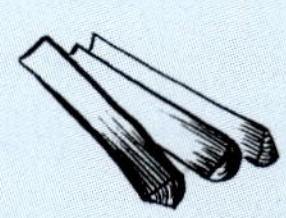	5.000 – 10.000
Fett (Triglyceride/freie Fettsäuren)	50.000	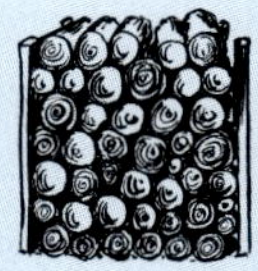	200.000

speichertes Kreatinphosphat (KP) in der Muskelzelle, in der Leber und im Muskel gespeicherte Kohlenhydrate (Glykogen), gespeicherte Fette (Triglyceride) und im Ausnahmefall durch Aminosäuren (Eiweißbausteine) erfolgen. Welche Energiequelle der Organismus für die Wiederauffüllung wählt, hängt in erster Linie von der Belastungsintensität und Belastungsdauer sowie vom Trainingszustand ab.

Die anaerobe alaktazide Energiegewinnung

Energiegewinnung bei sehr kurzen, intensiven Aktivitäten

Bei Belastungen von hoher Intensität und kurzer Dauer, etwa 10 – 20 Sekunden, werden in erster Linie das Kreatinphosphat (KP) und das Adenosintriphosphat (ATP) zur Energiegewinnung ohne Sauerstoff (= anaerob) herangezogen. Sobald diese Energiequellen aufgebraucht sind, ist eine solch intensive Belastung nicht mehr möglich. Die Erholung geschieht jedoch in sehr kurzer Zeit. Nach zwei bis fünf Minuten sind die Kreatinphosphatspeicher wieder aufgefüllt und die Leistung kann wiederholt werden.

Energiegewinnung bei kurzen, intensiven Aktivitäten

Für diese Energiegewinnung stehen dem Organismus grundsätzlich zwei Wege zur Verfügung: anaerob (ohne Sauerstoff) und aerob (mit Sauerstoff). Die Depotgrößen für diese Energiegewinnung sind durch eine bewusste Speise- und Getränkeauswahl positiv zu beeinflussen.

Die anaerobe Energiegewinnung wird bei intensiver Belastung genutzt und erfolgt ohne Verbrauch von Sauerstoff. Klassische Disziplinen, bei denen die Energie hauptsächlich anaerob bereitgestellt wird, sind Laufstrecken von 400 – 800 Meter sowie Schwimmstrecken von 50 – 200 Meter, also Belastungen, die etwa 25 – 120 Sekunden dauern. Auch im Tennis, Badminton und Squash sowie bei Spielsportarten wie Fußball, Handball oder Basketball wird, zum Beispiel bei Sprints, die anaerobe Energiegewinnung benötigt.

Ein leistungsbegrenzender Faktor der anaeroben Energiegewinnung ist der Kreatinphosphatgehalt in der Muskulatur. Eine Erhöhung des Kreatingehaltes in der Muskulatur kann zu einer Verbesserung der anaeroben Leistungsfähigkeit führen, insbesondere im Bereich maximaler Kraft- und Schnelligkeitsleistungen sowie der Kraftausdauerleistung.

Bei sehr intensiven Belastungen nimmt die Kreatinphosphatkonzentration bereits innerhalb von 2 Minuten auf etwa 10 – 20 % des Ausgangswertes ab. Eine Ausdauerbelastung mit 60 – 70 %

> anaerobe alaktazide Energiegewinnung
> = ATP, KP
>
> anaerobe laktazide Energiegewinnung
> = Abbau von Glucose aus dem Blut und Glykogen zu Laktat
>
> aerobe Energiegewinnung
> = Blutglucose, Glykogen, Fett/Fettsäuren, Eiweiß

der maximalen Leistungskapazität senkt die Kreatinphosphatkonzentration auf etwa 40 % des Ausgangswertes.

Im Organismus eines 70 kg schweren Sportlers befinden sich rund 120 g Kreatin. 95 % davon liegen in der Skelettmuskulatur vor. Etwa 2 g Kreatin werden täglich in der Leber, der Bauchspeicheldrüse und in den Nieren aus den Aminosäuren Arginin, Glycin und Methionin gebildet. Die tägliche Aufnahme aus gemischter Kost beträgt durchschnittlich 1 – 2 g. Kreatin befindet sich in tierischen Produkten wie Fleisch und Fisch. In pflanzlichen Lebensmitteln ist Kreatin nur in geringen Mengen enthalten.

Eine zusätzliche Kreatinaufnahme kann mit Mengen von bis zu 20 g am Tag über fünf Tage zum schnellen Leistungszuwachs, z. B. in der Vorbereitung auf einen Saisonhöhepunkt oder regelmäßig mit 3 – 5 g Kreatin am Tag über mehrere Wochen zur Stabilisierung des Kreatinpools durchgeführt werden. Allerdings kann es zu Wassereinlagerungen mit entsprechend erhöhtem Körpergewicht und wegen des möglichen, schnellen Kraftzuwachses zu Problemen mit dem Sehnen-Band-Apparat kommen.

Auch durch eine gezielte Kreatinergänzung der Nahrung kann die Kreatinkonzentration in der Muskulatur ansteigen.

Durch Training ist eine Vergrößerung der Kreatinspeicher in geringem Umfang möglich.

Die anaerobe laktazide Energiegewinnung

Ein weiterer leistungsbegrenzender Faktor ist die anaerobe Energiegewinnung aus Kohlenhydraten, also Glucose oder ihrer Speicherform, dem Glykogen. Glucose kann ohne Mitwirken von

Anteil der Energiebereitstellung in % bei unterschiedlicher Belastungsdauer

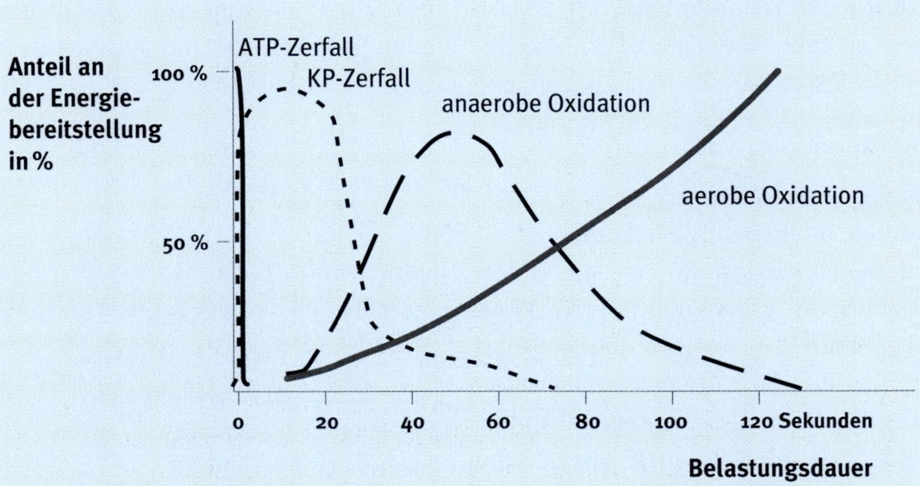

Sauerstoff, daher anaerob, mit hoher Geschwindigkeit zu Milchsäure, bzw. in die im Körper vorliegende Form, das Laktat, abgebaut werden (laktazid).

Diese Art der Energieproduktion, die wohl von Natur aus primär für die Überlebensreaktionen Kampf oder Flucht bestimmt war, ist im biochemischen Sinne unkompliziert und schnell und ermöglicht einen hohen Muskeleinsatz. Begrenzt wird dieser Energiegewinnungsprozess allerdings durch die Anhäufung von Laktat im Muskel. Laktat in großen Mengen macht den Muskel sauer, behindert den Ablauf der chemischen Reaktionen für die Muskelkontraktion und den Stofftransport. Es wirkt über diesen Weg leistungsbegrenzend. Je höher der Laktatgehalt der Muskelzelle ist, desto früher tritt das Arbeitsende ein. Wegen ihrer laktatbildenden Reaktion wird diese Energiegewinnung aus Kohlenhydraten in der Sportmedizin häufig als anaerob laktazide Form bezeichnet.

Die bei der anaeroben Energiegewinnung anfallende Milchsäure kann in bestimmten Mengen von Puffersubstanzen im Blut neutralisiert und aus dem Muskel entfernt werden. Das für diese Reaktion mitbenötigte Puffersystem im Blut besteht aus Phosphaten, Eiweißkörpern und Hydrogencarbonat, wobei dem Hydrogencarbonat die Hauptaufgabe zufällt.

Mit einer zeitlichen Verzögerung von etwa zwei Minuten kann die vom Hydrogencarbonat abgepufferte Milchsäure zur Leber, zum Herzen, zu den Nieren und zur unbeanspruchten Muskulatur transportiert werden. Die Leber ist dabei in der Lage, aus Laktat wieder Glucose aufzubauen, das dann wieder als Energiequelle genutzt werden kann. Der Herzmuskel kann Laktat sogar direkt als Energiequelle nutzen.

Eine ausreichende Zufuhr von hydrogencarbonatreichem Mineralwasser kann die Leistungsfähigkeit verbessern, indem es mehr Pufferkapazität zur Verfügung stellt und somit eine reibungslose Enzymfunktion und Energieproduktion ermöglicht.

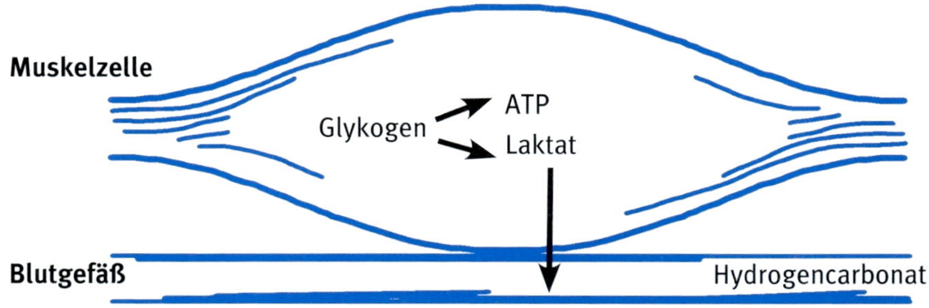

Hydrogencarbonat hilft dem Muskel, indem es für einen optimalen Transport sauer wirkender Stoffwechselprodukte sorgt. Eine Anhäufung von Laktat im Muskel kann hierdurch verzögert oder sogar verhindert werden.

Die aerobe Energiegewinnung

Für die aerobe Energiegewinnung wird mit dem Atem aufgenommener und vom Blutkreislauf zum Muskel transportierter Sauerstoff benötigt. Der eingeatmete Sauerstoff ist dabei der »Zündstoff«, der die Energiegewinnung möglich macht.

Diese Energiegewinnung wird besonders bei Aktivitäten von mehr als zwei Minuten Dauer benötigt. Kohlenhydrate, Fette und in Ausnahmefällen Aminosäuren werden unter Mitwirkung von Sauerstoff in einem sehr aufwendigen, langsamen Arbeitsgang zu Wasser und Kohlendioxid verbrannt. Vorteile dieser Energiegewinnung sind große Energieausbeute und unproblematische Endprodukte. Überschüssiges Wasser wird über die Harnwege oder die Haut ausgeschieden, Kohlendioxid über die Lunge abgeatmet.

Unter intensiver sportlicher Betätigung reicht das Muskelglykogen zur Bereitstellung der Energie bis zu 90 Minuten aus. Das Leberglykogen reicht zum Ausgleich des Blutzuckerspiegels bis zu vier Stunden.

Während die Glykogenvorräte in Muskel und Leber auch bei einer bedarfsgerechten Ernährung begrenzt sind, stehen die Depotfette selbst bei schlanken Sportlern nahezu unbegrenzt zur Verfügung und ermöglichen extreme Ausdauerleistungen. Allerdings wird für die Fettverbrennung auch mehr Sauerstoff benötigt als für die Kohlenhydratoxidation. Außerdem sind für die Fettverbrennung geringe Mengen an Kohlenhydraten notwendig, denn Fette »verbrennen in der Flamme der Kohlenhydrate«.

Die Menge der in Form von Glykogen gespeicherten Kohlenhydrate kann bei entsprechendem Training auch durch eine abgestimmte Ernährung positiv beeinflusst werden.
Die Speicherkapazität von Glykogen beträgt bei Untrainierten 350 - 400 g in den Muskeln und 70 - 150 g in der Leber.
Durch ausdauerorientiertes Training in Verbindung mit einer kohlenhydratreichen Ernährung können die Glykogendepots der Muskeln auf über 600 g erhöht werden.

Sauerstoff – eine leistungslimitierende Größe

Bei sportlichen Tätigkeiten unter maximaler oder intensiver Belastung sind Sauerstoffzufuhr und Sauerstoffverwertbarkeit (= maximale Sauerstoffkapazität) häufig die leistungslimitierenden Größen. Daneben ist die Größe der Glykogendepots insbesondere bei Ausdauer- und Spielsportarten sowie bei intervallartiger Wettkampf- und Trainingsbelastung von entscheidender Bedeutung. Denn pro Liter eingeatmeten Sauerstoffs kann aus Glykogen und Glucose mehr Energie gewonnen werden als aus Fett oder Aminosäuren: aus Glykogen 5,05 kcal, aus Protein lediglich 4,5 kcal und aus Fett 4,65 kcal Energie pro Liter Sauerstoff. Auch die Geschwindigkeit, mit der die Energie für die sportliche Leistung zur Verfügung gestellt werden kann, ist bei Glykogen bzw. Glucose höher als bei Fett oder Aminosäuren. Die energetische Fließrate von Fettsäuren beträgt 0,24 µmol ATP pro g pro Sekunde, die von Glucose 0,5 µmol ATP pro g pro Sekunde.

Eiweißsubstanzen wie die Aminosäuren spielen für den Betriebsstoffwechsel nur eine untergeordnete Rolle. Sie sind in erster Linie Bausteine für Muskeleiweiß, Binde-/Stützgewebe, Enzyme, biologische Membranen und Immunkörper.

Bei Ausdauerbelastungen, zum Beispiel beim Marathonlauf, werden auch Aminosäuren bei zunehmender Entleerung der Glykogenspeicher verstärkt zur Energiegewinnung herangezogen. Dauernder Eiweißverbrauch durch Übertraining oder zu häufige Extrembelastungen fordern langfristig ihren Tribut: vorzeitiger Verschleiß, erhöhte Verletzungsanfälligkeit, erhöhte Gefahr von Infektionen. Ein guter Schutz ist ein effektives Training in Verbindung mit einer kohlenhydratreichen und eiweißbetonten Ernährung, auch beim Ausdauersportler. Denn je besser der Trainingszustand und je größer die Kohlenhydratdepots, umso geringer der Anteil der Aminosäuren am Energiestoffwechsel.

Maximale Ausdauerleistung bei ausgewählten Kostformen

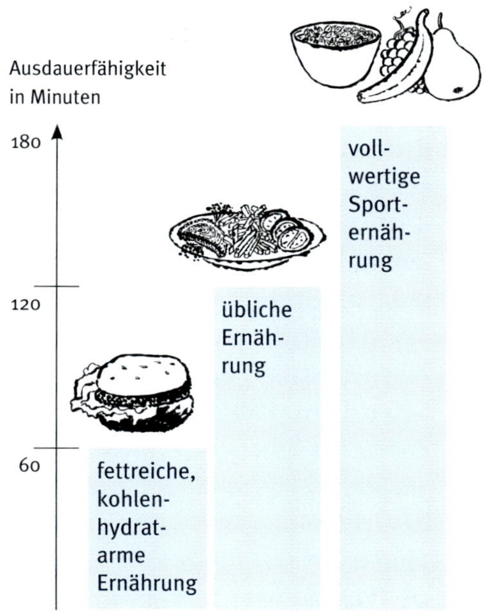

Kohlenhydrate und Glykämischer Index

Kohlenhydrate können in drei Gruppen aufgeteilt werden, die Monosaccharide, die Disaccharide und die Polysaccharide. Der Begriff Monosaccharide beinhaltet Glucose (Traubenzucker), Fructose (Fruchtzucker) und Galactose (Schleimzucker). Sie bestehen nur aus einem Zuckermolekül. Unter die Disaccharide fallen Saccharose (Haushaltszucker), Maltose (Malzzucker) und Lactose (Milchzucker). Sie bestehen aus zwei Zuckerbausteinen, die unterschiedlich zusammengesetzt sind. Sind bis zu zehn Glucoseeinheiten miteinander verknüpft, wird von Oligosacchariden gesprochen. Hierunter fallen die im Sport oft verwendeten Maltodextrine.

In der Praxis entscheidet sich die Muskulatur nicht grundsätzlich für die eine oder andere Energieform, sondern es kommt je nach Belastungsintensität und -dauer zu Mischverbrennungen mit unterschiedlichen Anteilen der Energielieferanten Kohlenhydrate und Fett.

Komplex sind die Polysaccharide aufgebaut. Sie bestehen aus mehr als zehn Zuckerbausteinen, nach oben gibt es kaum Grenzen. Zu ihnen zählen Stärke, Glykogen und zahlreiche Ballaststoffe.

Die Aufnahme der Kohlenhydrate in den Körper und damit ihre Verfügbarkeit sind von dieser Art der molekularen Zusammensetzung abhängig. Alle Kohlenhydrate werden in Form von Monosacchariden, meist Glucose und Fructose, vom Darm ins Blut aufgenommen und erhöhen damit den Blutzuckerspiegel, besser: den Blutglucosespiegel. Früher wurde vermutet, dass Monosaccharide am schnellsten als Energielieferanten bereitstehen, da sie nicht gespalten werden müssen. Dies trifft aber nur auf Glucose zu. Fructose unterliegt anderen Aufnahmemechanismen und erhöht den Blutzuckerspiegel nur langsam.

Zwar werden Polysaccharide erst in mehreren Schritten zu Monosacchariden abgebaut, dennoch kann ihre Aufnahme sehr schnell erfolgen. Liegen sie allerdings gemeinsam mit Ballaststoffen vor, z. B. im Vollkornmehl, verzögert sich die Wirkung auf den Blutglucosespiegel. Es resultiert eine längere Sättigung, aber auch eine verzögerte Energiebereitstellung.

Dieser Einfluss wird als »Glykämischer Index« (GI) bezeichnet. Der GI beschreibt die Fläche unter der Blutglucosekurve nach dem Verzehr von 50 g Kohlenhydraten in Form des zu untersuchenden Lebensmittels im Vergleich zur Fläche unter der Kurve nach dem Verzehr von 50 g reiner Glucose. Der Glykämische Index ist somit kohlenhydratstandardisiert.

Pro Gramm Kohlenhydrat produzieren Lebensmittel mit einem hohen GI einen höheren Maximalwert des Blutglucoseanstiegs und eine stärkere Blutglucoseantwort als solche mit einem mittleren oder niedrigen GI.

Ein GI bis 40 gilt als niedrig, ein GI von 40 bis 65 wird als mittel und ein GI größer als 65 als hoch eingestuft.

GI ausgewählter Kohlenhydratarten

Maltose	105
Glucose	100
Saccharose (Haushaltszucker)	etwa 55
Fructose	etwa 30

Klassische Erfrischungsgetränke wie Cola oder Limonaden weisen einen relativ hohen Kohlenhydratgehalt mit einem hohen bis sehr hohen Glykämischen Index und einem hohen Energiegehalt resultierend aus Mono- und Disacchariden auf. Im Rahmen einer bedarfsgerechten und zeitgemäßen Ernährung sind sie daher wenig empfehlenswert. In der heutigen Ernährungssituation übersteigen diese Zucker den von der Weltgesundheitsorganisation (WHO) ausgesprochenen Richtwert von 10 % der Energiezufuhr aus diesen Zuckern in allen Altersklassen.

Dieser Richtwert wurde ausgesprochen, um der Entstehung von Übergewicht, insbesondere durch den erhöhten Konsum von mit diesen Kohlenhydraten gesüßten Getränken, vorzubeugen.

Getränke können je nach GI die individuelle Zielsetzung der körperlichen und geistigen Aktivität unterstützen oder behindern.

Die Praxis-Anpassung: Glykämische Last

Da der Glykämische Index auf 50 g Kohlenhydrate standardisiert ist und damit die Portionsgröße und den Kohlenhydratgehalt des zu testenden Lebensmittels nicht berücksichtigt, hat sich die Berechnung der Glykämischen Last oder der Glykämischen Ladung (GL) bewährt. Die GL errechnet sich, indem der Glykämische Index durch 100 geteilt und das Ergebnis mit der Menge der verzehrten Kohlenhydrate pro standardisierter Portion multipliziert wird.

Die GL wird als Indikator der glykämischen Antwort und die dafür benötigte Insulinmenge auf eine übliche Lebensmittelportion gesehen. Eine GL bis zu 10 gilt als niedrig, zwischen 11 und 19 als mittel und eine GL ab 20 als hoch.

Die zunehmende Zahl Übergewichtiger in der westlichen Welt signalisiert, dass die bisherigen Ernährungsempfehlungen zum Körpergewichtsmanagement nicht ausreichend greifen. Sowohl die Low-Fett-Welle als auch der Austausch von Saccharose durch Süßstoffe und/oder Fructose als alleiniges Kohlenhydrat führten langfristig und flächendeckend nicht zu den gewünschten Erfolgen.

Im Hinblick auf die Entstehung von Übergewicht und vor allem in zeitlicher Nähe zu körperlicher Aktivität spielt der Glykämische Index bzw. die Glykämische Last eine große Rolle: Eine kalorienreduzierte Diät, die vorwiegend aus Lebensmitteln mit niedrigem Glykämischen Index besteht, führt zu größeren Gewichtsverlusten. Dies gilt vor allem für Übergewichtige und Personen, die sich wenig bewegen. Eine Reduktion der GL kann ebenso wie regelmäßige sportliche Betätigung Vorteile haben: Schutz vor Diabetes mellitus, Normalisierung der Blutfette und Stabilisierung des Körpergewichts.

Doch GI und GL sind nur Mosaiksteine in der Entstehung von Übergewicht. Fructose schneidet mit ihrem niedrigen GI unter den verschiedenen Kohlenhydratarten besonders gut ab. Fructosereicher Maissirup wird deshalb auch unter diesem Gesichtspunkt in der Getränkeindustrie immer beliebter. Im vergangenen Jahrzehnt hat sein Absatz um über 1.000 % zugenommen, heute liefert er bereits über 40 % der Energie aus Erfrischungsgetränken. Dabei ist die positive Wirkung von Fructose als alleiniges Kohlenhydrat auf das Körpergewichtsmanagement, trotz niedrigem GI, sehr umstritten. Ihre regelmäßige, hohe Aufnahme soll sehr eng mit gesteigertem Hungergefühl und Zunahme des Körperfetts korrelieren. Der zunehmende Verzehr von fructosereichem Sirup wird als eine der Ursachen für die Zunahme der Fettsucht in den USA diskutiert.

Physiologisch sinnvoll zusammengesetzte Kohlenhydratmischungen in Sportgetränken nutzen die Vorteile eines niedrigen Glykämischen Index ohne die Nachteile einer reinen Fructose-Süßung in Kauf nehmen zu müssen.

Die folgende Tabelle listet ausgewählte, häufig verzehrte Lebensmittel mit hohem, mittlerem und niedrigem GI und GL auf.

Der GI und GL ausgewählter Lebensmittel

Lebensmittel	Kohlenhydratdichte in g pro 100 g	Portionsgröße in g bzw. ml	Kohlenhydratgehalt in g pro Portion	GI	GL
hoher Glykämischer Index (> 65)					
Bonbons	95	50 (¼ Tüte)	47	80	35,0
Sportlergetränke	8	180 (1 Glas)	15	> 80	11,7
Kartoffeln, gekocht	15	140 (1 Stück)	20	15,2	10,0
Weizen-/Roggenbrot	50	60 (1 Scheibe)	30	70	21,0
Cornflakes	87	30 (1 Portion)	26	81	21,0
mittlerer Glykämischer Index					
Polierter Reis	78 (trocken)	50 (1 Beilage)	40	64	25,6
Cola	11	180 (1 Glas)	20	63	12,6
Müsliflocken	63 (trocken)	50 (1 Portion)	30	56	16,8
Banane, reif	18	110 (1 Stück)	20	52	10,4
Orangensaft	9	180 (1 Glas)	15	50	7,5
Milchschokolade	50	40 (1 Riegel)	20	43	8,6
Pumpernickel	41	50 (2 Scheiben)	20	41	8,2
Haferflocken	62	60 (1 Portion)	37	55	22,0
Nudeln, Hartweizengrieß, gekocht	27	200 (1 Beilage)	54	44	12,0
niedriger Glykämischer Index (< 40)					
Apfelsaft	11	180 (1 Glas)	20	39	7,8
Tomatensaft	3	180 (1 Glas)	5	38	1,9
Schokomilch	9	200 (1 Päckchen)	18	37	6,7
Joghurt	4	200 (1 Becher)	8	36	2,8
Birne	12	160 (1 Stück)	20	33	6,6
Vollmilch	5	190 (1 Glas)	10	27	2,7
Karotten, roh	5	200 (3 Stück)	10	16	1,6
Erdnüsse	17	30 (1 Snack)	5	14	0,7
Kohlgemüse	3	200 (1 Beilage)	5	nicht messbar	< 0,1
Nudeln, Vollkorn, gek.	23	200 (1 Beilage)	46	37	9,0

»Das Ganze ist mehr als die Summe seiner Teile.«
Aristoteles

Mineralstoffe – die Zündkerzen

Mineralstoffe sind entscheidend an der Energiegewinnung beteiligt. Sie sind die Zündkerzen der Bio-Maschine Mensch und so wichtig wie das tägliche Brot. Bis heute sind über 20 Mineralstoffe bekannt, die der Mensch regelmäßig aufnehmen muss, um seine Gesundheit und Leistungsfähigkeit aufrechtzuerhalten.

Bei körperlicher Anstrengung werden Mineralstoffe mit dem Schweiß ausgeschieden. Langfristig unausgeglichene Mineralstoffverluste setzen die Leistung herab. Ein Mangel kann zu allgemeiner körperlicher Schwäche und Abgeschlagenheit führen; schwere Erscheinungen sind zum Beispiel Muskelschwäche bei Kaliummangel und Muskelkrämpfe bei Magnesiummangel.

Bei den üblichen Ess- und Trinkgewohnheiten mit wenig Zeit für das Essen, unregelmäßiger Nahrungsaufnahme, zu vielen Süßigkeiten sowie zu viel Fett und Alkohol sind Mineralstoff- und insbesondere eine Spurenelementunterversorgung nicht selten. Eine Mineralstoff- und Spurenelementunterversorgung macht sich zuerst bei Belastungssituationen bemerkbar. Sie wird daher früher und häufiger beim sporttreibenden Menschen beobachtet als beim Nichtsportler.

Wer Körper und Seele in Schwung halten will, ist auf eine ausreichende Zufuhr an Mineralstoffen und Spurenelementen angewiesen. Mineralstoffe und Spurenelemente sind so wichtig wie die Vitamine. Eine vielseitige und ausgewogene Ernährung mit einem hohen Anteil an Getreide- und Vollkornprodukten, frischem Gemüse und Obst, fettarmer Milch und Milchfrischprodukten, etwas Fleisch und Fisch helfen dabei. Ganz entscheidend ist das richtige und ausreichende Trinken. Eine sehr gute Quelle für Mineralstoffe und Spurenelemente kann natürliches Mineralwasser sein, wenn es aus einer mineralstoffreichen Quelle stammt. Diese Mineralwässer enthalten lebensnotwendige Mineralstoffe und Spurenelemente in natürlicher Zusammensetzung und bester Verfügbarkeit.

Mineralstoffe und Spurenelemente im Überblick

Mineralstoff	Hauptfunktion	Vorkommen	Mangel*	Überschuss
Natrium (Na)	Regulation des Wasserhaushalts, beteiligt an der Aufnahme von Kohlenhydraten und Aminosäuren, Muskelkontraktion, Enzymaktivator	Fleisch-und Wurstwaren, Hartkäse, Dosengemüse, Räucherfisch, Mineral- und Heilwässer	niedriger Blutdruck, Apathie, Muskelkrämpfe, Ödeme	Übererregbarkeit der Muskulatur
Chlor (Cl)	ist zusammen mit Natrium für die Wasserbilanz (osmot. Druck) zuständig; Bestandteil der Magensäure und damit für die Verdauung wichtig	stets zusammen mit Natrium und Kalium	Verlust von Magensäure, Durchfall, in extremen Fällen Wachstumsstörungen	Azidose
Kalium (K)	Regulation des Wasserhaushalts, Enzymaktivator	Hülsen- und Trockenfrüchte, Gemüse- und Obstsäfte, Hefeprodukte, Mineral- und Heilwässer	Muskelschwäche, Krämpfe, Herzrhythmusstörungen, Schwindel	Herzrhythmusstörungen, Störungen der Muskel-, Nerven-, Herz- und Kreislauffunktion
Magnesium (Mg)	Erregungsleitung von Muskeln und Nerven, Muskelkontraktion, Enzymbestandteil, Aufbau von Knochen und Sehnen	Hefe, Getreide, Nüsse, Fleisch, Grüngemüse, Mineral- und Heilwässer	Muskelschwäche, Herzrhythmusstörungen, Schwindel, Krämpfe	Durchfall, Magenkrämpfe, chronisch: Risiko eines Calciummangels

* Das Auftreten eines Symptoms lässt noch nicht die Diagnose einer Mangelerscheinung zu. Es gibt mehrere Ursachen, die zu denselben Symptomen führen. Mineralstoffmangelerscheinungen können nur durch Blut- und Gewebeuntersuchungen festgestellt werden.

Mineralstoffe und Spurenelemente im Überblick

Mineralstoff	Hauptfunktion	Vorkommen	Mangel*	Überschuss
Calcium (Ca)	Stützfunktion im Skelett, Bildung von Knochen- und Zahnsubstanz, Blutgerinnung, Muskelkontraktion	Milch, Milchprodukte, Gemüse, Mineral- und Heilwässer	Osteoporose (Minderung des Knochengewebes, erhöhte Knochenbrüchigkeit)	»Kalkgicht« (Verkalkung von Lunge, Niere und Unterhautgewebe), Nierenstörungen, Harnsteine, chronisch: Risiko eines Magnesiummangels
Phosphor (P)	Energiegewinnung, Bestandteil energiereicher Verbindungen, Knochenbestandteil	Wurst, Fleisch, Milch, Milchprodukte, Fisch	Rachitis, Osteomalazie, Knochenerweichung	Hyperaktivität, Übererregbarkeit
Schwefel (S)	Bestandteil von Zelleiweiß, aktiviert Enzyme, Energiestoffwechsel, unterstützt Entgiftungsfunktionen (als Sulfat)	Fleisch, Fisch, Milch und Milchprodukte, Nüsse, Hülsenfrüchte, einige Heil- u. Mineralwässer	nicht bekannt	nicht bekannt
Jod (J)	Bestandteil der Schilddrüsenhormone, Muskelaufbau, Kohlenhydrat- und Fettstoffwechsel	Meeresprodukte wie Fisch und Muscheln, Milch und Milchprodukte, Jodsalz	Kropf, Wachstumsstörungen Kretinismus, verminderter Energiestoffwechsel	Schilddrüsenüberfunktion
Eisen (Fe)	Sauerstoffverwertung, Blutkörperchenbildung und Energiestoffwechsel	Fleisch, Spinat, Milch, Milchprodukte, nicht enteisente Mineral- und Heilwässer	allgemeine Abgeschlagenheit, Motivationsmangel, Trainingsunlust, erhöhte Infektanfälligkeit	Gewebeschäden, Leberzirrhose, Diabetes mellitus, Herzinsuffizienz

* Das Auftreten eines Symptoms lässt noch nicht die Diagnose einer Mangelerscheinung zu. Es gibt mehrere Ursachen, die zu denselben Symptomen führen. Mineralstoffmangelerscheinungen können nur durch Blut- und Gewebeuntersuchungen festgestellt werden.

Mineralstoffe und Spurenelemente im Überblick

Mineralstoff	Hauptfunktion	Vorkommen	Mangel*	Überschuss
Zink (Zn)	wichtige Funktionen bei der Wundheilung, im Säure-Basen-Haushalt und für das Wachstum	Fleisch, Vollgetreide, Gemüse	Wachstumsdepression, verminderte Wundheilung, Infektanfälligkeit	mit üblicher Ernährung keine toxischen Erscheinungen bekannt
Mangan (Mn)	Eiweiß- und Energiestoffwechsel	Nüsse, Wurzeln, Vollgetreide, Hülsenfrüchte, Tee, Mineral- und Heilwässer	nicht bekannt	mit üblicher Ernährung keine toxischen Erscheinungen bekannt
Kupfer (Cu)	mit Eisen für die Aktivierung wichtiger Enzyme notwendig für die Blutkörperchenbildung; beteiligt am Knochenaufbau, Aufrechterhaltung des Nervensystems	Innereien, Fisch, Nüsse, Schalentiere, Buchweizen	Anämie, Störungen der Knochenbildung	Schädigung von Gehirn, Leber und Nieren
Selen (Se)	Antioxidans, Radikalfänger, Schutzfunktion für Zellwände	Fisch, Fleisch, Innereien, Mineral- und Heilwässer	Wachstumsstörungen, Hämolyse	Leberzirrhose, Haarausfall, Herzmuskelschwäche
Silicium (Si)	für die Bildung von Knochen, Knorpel und Bindegewebe nötig	vor allem pflanzliche Lebensmittel und Bier, Mineral- und Heilwässer	nicht bekannt	Berufskrankheit Silicose

* Das Auftreten eines Symptoms lässt noch nicht die Diagnose einer Mangelerscheinung zu. Es gibt mehrere Ursachen, die zu denselben Symptomen führen. Mineralstoffmangelerscheinungen können nur durch Blut- und Gewebeuntersuchungen festgestellt werden.

Mineralstoffe und Spurenelemente im Überblick

Mineralstoff	Hauptfunktion	Vorkommen	Mangel*	Überschuss
Zinn (Sn)	beteiligt am Muskelaufbau und Energiestoffwechsel, unterstützt Wundheilung	in geringen Mengen in fast allen Lebensmitteln, Mineral- und Heilwässer	nicht bekannt	Wachstumsstillstand, Anämie
Kobalt (Co)	Bestandteil von Vitamin B12, beteiligt an der Bildung roter Blutkörperchen	nahezu alle Lebensmittel	Anämie	Appetitlosigkeit, Gewichtsverlust
Molybdän (Mo)	Bestandteil von Enzymen, beteiligt am Elektronenübertragungsprozess	pflanzliche Lebensmittel, Mineral- und Heilwässer	nicht bekannt	nicht bekannt
Fluor (F)	Zahnschmelzbildung	Meerestiere, Schwarztee, Mineral- und Heilwässer	nicht bekannt	Flecken und Verfärbungen im Zahnschmelz
Chrom (Cr)	Kohlenhydratstoffwechsel	Hefeprodukte, Kalbsleber, Weizenkeime, Honig	Gewichtsverlust, verminderte Glucosetoleranz	mit üblicher Ernährung keine tox. Erscheinungen bekannt
Nickel (Ni)	Stabilisierung der Nucleinsäuren	Vollgetreide, Gemüse	weniger rote Blutkörperchen, verminderte Aktivität verschiedener Enzyme	nicht bekannt
Vanadium (V)	hoher Gehalt in Zähnen, mögliche Rolle bei Knochen- und Zahnbildung	in geringen Mengen in vielen Lebensmitteln, Mineral- und Heilwässer	Störungen des Knochenaufbaus	nicht bekannt

* Das Auftreten eines Symptoms lässt noch nicht die Diagnose einer Mangelerscheinung zu. Es gibt mehrere Ursachen, die zu denselben Symptomen führen. Mineralstoffmangelerscheinungen können nur durch Blut- und Gewebeuntersuchungen festgestellt werden.

Calcium – nicht nur für die Knochen

Zu den Hauptaufgaben des Calciums gehören der Aufbau und die Festigung der Knochenstruktur. Dafür ist ungefähr 1 kg Calcium notwendig. Rund 1 % des Körpercalciums wird zusätzlich in gelöster Form für viele spezifische Funktionen bei der Nervenleitung, der Muskelkontraktion und der Blutgerinnung benötigt. Da diese Funktionen des Calciums für die Lebensfähigkeit wichtiger sind als die reine Stützfunktion des Knochens, greift der Körper im Calciummangel seine Reserve, also den Knochen, an. Bei einer lang anhaltenden Calciumunterversorgung kann es deshalb zu Osteoporose (Knochenbrüchigkeit) kommen.

> ***Als wünschenswerte Zufuhr wird eine Menge von 1.000 – 1.200 mg Calcium pro Tag erachtet.***

Die übliche Calciumaufnahme in Deutschland entspricht nicht den Empfehlungen. So nehmen nach den Daten der Nationalen Verzehrsstudie 80 % der Senioren weniger als 800 mg Calcium pro Tag auf.

Die vom Organismus verwertbare Menge des aufgenommenen Calciums ist von vielen Faktoren abhängig. Die Calciumaufnahme im Darm ist vermindert bei Vitamin-D-Mangel, hohem Ballaststoffgehalt, hohem Phytingehalt, hohem Oxalsäuregehalt, zum Beispiel in Spinat, Rhabarber oder Schwarztee.

Calcium aus Mineralwasser wird gut vom Körper aufgenommen, da es in gelöster Form vorliegt. Enthält ein Mineralwasser zudem noch reichlich Hydrogencarbonat (mehr als 1 g/l) trägt dies ebenfalls zur besseren Verwertung des Calciums bei.

Osteoporose – mögliche Folge eines Calcium- und Bewegungsmangels

Allein in Deutschland leiden mehr als sechs Millionen Menschen an Osteoporose. Knochenschwund, wie Osteoporose auch genannt wird, ist die Diagnose, die heute bei Frauen während oder nach den Wechseljahren am häufigsten gestellt wird. Geschätzt wird, dass jährlich 150.000 Knochenbrüche, und damit ein Kostenvolumen im Gesundheitswesen von mehr als 2,5 Milliarden Euro, durch Osteoporose verursacht werden.

Wesentlich zur Vorbeugung gegen Osteoporose ist eine ausreichende Calciumaufnahme in der Phase des Knochenaufbaus. Zwischen dem 25. und 35. Lebensjahr wird die »peak bone mass«, die höchste Knochendichte und größte Knochenmasse, erreicht. Danach verliert der Knochen jedes Jahr etwa 1 % seiner Masse. Daher ist verständlich: Je mehr Knochenmasse in der Jugend aufgebaut wird, desto geringer ist das Risiko eines Knochenbruches beziehungsweise desto länger kann das Risiko eines Knochenbruches hinausgezögert werden. Da die erreichte maximale Knochendichte einer der wichtigsten Einflussfaktoren für die Entstehung einer Osteoporose ist, muss die Prophylaxe schon in der Jugend mit einem optimalen Angebot an Nahrungscalcium beginnen.

Selbstverständlich ist auch nach dem 35. Lebensjahr auf eine ausreichende Calciumzufuhr zu achten.

Liegt eine Osteoporose vor, so sollte die Zufuhr auf 1.200 – 1.500 mg Calcium pro Tag erhöht werden.

Strenge Vegetarier sowie Personen, die auf Milch und Milchprodukte verzichten, erreichen nur sehr selten die täglich empfohlenen Zufuhrmengen an Calcium. Für diesen Personenkreis bietet ein calciumreiches Mineralwasser die Chance, viel und gut verwertbares Calcium aus einer nichttierischen Quelle zu erhalten.

Die Ergebnisse aktueller Studien sprechen für die Bedeutung calciumreicher Mineralwässer in der Prophylaxe und Therapie von Calcium-Mangelzuständen. Calcium- und hydrogencarbonathaltiges Mineralwasser hat positiven Einfluss auf den Säure-Basen-Haushalt, den Knochenstoffwechsel und auf die Festigkeit der Knochen. Mit der Wahl eines mineralstoffreichen Mineralwassers, insbesondere reich an Calcium und Hydrogencarbonat, kann ein einfach zu realisierender Schritt in Richtung Prävention von Knochenerkrankungen getan werden. Regelmäßiges und ausreichendes Trinken von natürlichem Mineralwasser mit dem »Calcium plus« kann dazu beitragen, die Versorgung mit Calcium und damit die Stabilität der Knochen maßgeblich zu erhalten, eventuell sogar zu verbessern.

Magnesium – hilft nicht nur gegen Muskelkrämpfe

Der Magnesiumgehalt des Körpers beträgt etwa 20 g. Ungefähr die Hälfte des Magnesiums ist im Knochengerüst eingelagert, die andere Hälfte liegt zum größten Teil in den Zellen vor.

Magnesium hat wichtige Funktionen im Eiweiß- und Kohlenhydratstoffwechsel. Es aktiviert viele Enzyme und ist an Energiestoffwechsel und Muskelfunktionen beteiligt.

Der Magnesiumbedarf ist bei körperlich anstrengender Tätigkeit, in der Schwangerschaft, beim Stillen und bei calcium-, phosphor- und eiweißreicher Ernährung sowie bei hohem Alkoholgenuss erhöht. Auch Schweißverluste beim Sport vergrößern den Magnesiumbedarf.

Mit der durchschnittlichen Ernährung werden in Deutschland täglich 250 – 400 mg Magnesium aufgenommen. Wichtige Magnesiumlieferanten sind Vollkornprodukte, Nüsse, Weizenkeime, Hefeprodukte, Hülsenfrüchte, Kartoffeln und grünes Gemüse sowie Beerenfrüchte, Bananen, Milch und Milchfrischprodukte, Fisch und magnesiumreiches Mineralwasser. Eine bewusste Auswahl magnesiumreicher Lebensmittel und Getränke sichert die Grundversorgung an Magnesium.

Infolge des veränderten Nahrungsmittelangebotes scheint heute Magnesiummangel häufiger aufzutreten als noch vor 40 bis 50 Jahren.

Auch wenn ein Magnesiummangel nicht der alleinige Auslöser für Bluthochdruck ist, können sich bei einer Unterversorgung mit Magnesium die Gefäße verengen und so Bluthochdruck leichter entstehen.

Die Zufuhrempfehlung für Magnesium pro Tag liegt bei etwa 400 mg unter Normalbedingungen und bei etwa 1.000 mg unter Extrembedingungen.

Die Folgen eines Magnesiummangels können Unruhe, Zittern, Herzjagen und Herzkrämpfe sein. Außerdem können vermehrt Übelkeit, Magenkrämpfe, Atemnot, Wadenkrämpfe, Kribbeln in den Händen und Füßen auftreten. Nacken- und Kopfschmerzen, die häufig als Wirbelsäulenleiden interpretiert werden, können auch bei einer unzureichenden Magnesiumzufuhr vermehrt auftreten. Bei einer Magnesiumunterversorgung wird der Sportler anfälliger für Muskelverletzungen. Unter Belastung kann es zu Herzrhythmusstörungen kommen.

Auch die Trainingseffekte beim Sportler sind bei einer Magnesiumzufuhr, die unter dem Optimum liegt, geringer. So konnte bei Fußballern gezeigt werden, dass nur die Spieler nach einem fünfwöchigen Trainingslager eine verbesserte Leistung aufwiesen, deren Magnesiumkonzentrationen im Blutserum im Normalbereich lagen. Spieler mit einer Magnesiumkonzentration unter diesem Bereich konnten durch das Trainingslager keine Leistungssteigerung erreichen.

Das ideale Calcium-Magnesium-Verhältnis

Calcium- und magnesiumreiche Mineralwässer können einen wesentlichen Beitrag zur Bedarfsdeckung dieser beiden lebenswichtigen Mineralstoffe leisten.

Sehr gut geeignete Mineralwässer haben neben einem hohen Calcium- und Magnesiumgehalt das richtige Verhältnis der beiden Mineralstoffe zueinander. Ideal ist ein Verhältnis von zwei Teilen Calcium zu einem Teil Magnesium.

Drei gute Gründe sprechen insbesondere bei Sportlern für das 2 : 1-Verhältnis von Calcium zu Magnesium.

1. Die Empfehlungen für eine angemessene tägliche Zufuhr liegen bei sportiven Erwachsenen für Calcium zwischen 1.000 und 1.200 mg, für Magnesium zwischen 450 und 600 mg, also nahezu im Verhältnis »2:1«. Da beide Mineralstoffe über dieselben Mechanismen aus dem Darm in den Körper überführt werden,

Calcium-Magnesium-Verhältnis ausgewählter Mineral- und Heilwässer

Mineral- und Heilwässer	Calcium (mg/l)	Magnesium (mg/l)	Calcium-Magnesium-Verhältnis
Apollinaris	90	120	0,8:1
Förstina	380	51,6	7,7:1
Gerolsteiner	348	108	3,2:1
Heppinger	150	199	0,8:1
Rosbacher (Medium)	206	100	2,0:1
Selters (Lahn)	110	40	2,8:1
Vittel	94	20	4,7:1
Volvic	11,5	8	1,4:1

Mineralwässer mit einem hohen Calcium- und Magnesiumgehalt (Calcium über 150 mg/l und Magnesium über 50 mg/l) und einem Calcium-Magnesium-Verhältnis 2:1 sind besonders empfehlenswert. Sie können das Risiko von Mineralstoffdefiziten und -dysbalancen minimieren. Nach dem Sport pur oder als Schorle getrunken, füllen sie direkt nach der Aktivität die entstehenden Mineralstofflücken. Zudem haben wissenschaftliche Studien u. a. an der Universität Wien gezeigt, dass Calcium und Magnesium aus Mineralwasser besonders gut verfügbar sind.

stören große Einzelportionen des einen Mineralstoffs die Aufnahme des jeweils anderen. Es empfiehlt sich daher, beide gleichzeitig und im entsprechenden Verhältnis zuzuführen.

2. Beide Mineralstoffe gehen mit dem Schweiß verloren. Im Durchschnitt werden 40 mg Calcium und 20 mg Magnesium mit jedem Liter Schweiß ausgeschieden.

Es bestehen zwar große individuelle Unterschiede bei der Schweißrate und dem Elektrolytgehalt des Schweißes, das Verhältnis von Calcium und Magnesium scheint aber interessanterweise auch bei unterschiedlichen Absolutmengen konstant zu bleiben.

3. Calcium und Magnesium stehen bei der biologischen Verwertbarkeit in enger Wechselwirkung. Als zweiwertige Kationen werden sie über den gleichen Mechanismus vom Körper aufgenommen. Während von den Mineralstoffen Natrium und Kalium nahezu 100 % der verzehrten Mengen vom Körper verwertet, sprich resorbiert wird, liegt die so genannte Resorptionsquote sowohl für Calcium als auch für Magnesium nur zwischen 30 und 35 %. Wegen der niedrigen Resorptionsquote können gerade Calcium und Magnesium für sportlich Aktive zu Risikomineralstoffen werden. Denn für jedes mit dem Schweiß verloren gegangene Teilchen Calcium oder Magnesium muss die dreifache Menge mit dem Essen und Trinken aufgenommen werden, um die Verluste zu ersetzen. Bei einem Schweißverlust von drei Litern und damit 120 mg Calcium und 60 mg Magnesium sollten demnach mindestens 360 mg Calcium und 180 mg Magnesium zusätzlich zur Tageszufuhrempfehlung als Ausgleich der Verluste zugeführt werden. Bei drei Litern Schweißverlust entspricht dies fast der Hälfte der jeweiligen Zufuhrempfehlung. Wird die Calciumaufnahme durch Präparate langfristig einseitig stark erhöht, kann sich die Magnesiumaufnahme verschlechtern. Das Risiko von Mineralstoffdysbalancen und eines Magnesiumdefizites steigt. Wird die Magnesiumzufuhr einseitig über einen längeren Zeitraum durch Präparate stark erhöht, kann entsprechend weniger Calcium aus Lebensmitteln und Getränken aufgenommen werden. Folge: erhöhtes Risiko einer Calciumunterversorgung und Dysbalancen. Mineralstoffdysbalancen sind bei Lebensmitteln und Getränken, die nennenswerte Mengen

Calcium und Magnesium im Verhältnis 2:1 liefern, unwahrscheinlich.

Kalium – das Sportmineral für die Regeneration

Der Gehalt an Kalium im menschlichen Körper beträgt etwa 140 g. Kalium befindet sich zu 98 % innerhalb der Zellen.

Kalium sorgt im Zusammenspiel mit Natrium dafür, dass die physiologische Flüssigkeitsverteilung im Körper aufrechterhalten wird. Weiterhin wird Kalium für jede Kontraktion der Muskeln benötigt. Nur wenn genügend Kalium vorhanden ist, lassen sich die Muskeln an- und entspannen. Das gilt auch für den Herzmuskel.

Für Sportler besonders wichtig: Nur bei einer ausreichenden Kaliumzufuhr können die Kohlenhydratspeicher des Organismus, die Glykogendepots, gefüllt werden. Pro Gramm gespeicherter Energie in Form von Kohlenhydraten werden 19,5 mg Kalium benötigt. Daher hat dieser Mineralstoff eine besondere Bedeutung für die Regeneration nach intensiven oder langen Belastungen.

Von allen Mineralstoffen benötigt der Organismus von Kalium die größte Menge, 3 – 4 g pro Tag. Aktive Sportler benötigen 5 g und mehr pro Tag.

Bei einer Unterversorgung kann es zu Muskelerschlaffung, Blutdrucksenkung, Kreislaufschwäche, Darmträgheit, Appetitlosigkeit bis hin zu Herz-Muskel-Schäden und Störungen der Nierentätigkeiten kommen.

Mit der in Deutschland üblichen Ernährung werden pro 1000 kcal 0,8 – 1,5 g Kalium aufgenommen. Gute Lebensmittelquellen für Kalium sind Obst und Gemüse, vor allem Kartoffeln, Hülsenfrüchte, Getreide, Trockenfrüchte, Nüsse und Milchprodukte, Frucht- und Gemüsesäfte.

Bei einer bewussten Lebensmittel- und Getränkeauswahl ist für den Freizeit- und Leistungssportler die Einnahme von speziellen Kalium-Präparaten nicht notwendig.

Tipp: Kalium wird leicht durch Kochen aus Gemüse ausgewaschen. Deshalb das Gemüse lieber in wenig Wasser dünsten, moderne Dampfgarer verwenden oder das Kochwasser mitverwerten.

Natrium – der unterschätzte Mineralstoff

Rund 100 g Natrium enthält der Körper eines Mannes, etwa 80 g der einer Frau. Etwa ein Drittel davon ist in den Knochen als Reserve eingelagert, die anderen zwei Drittel befinden sich inner- und außerhalb der Körperzellen, insbesondere im Blut.

Natrium ist an der Regulation des Wasserhaushaltes, des Säure-Basen-Gleichgewichtes und der Nerven- und Muskelerregbarkeit beteiligt. Zusätzlich unterstützt Natrium die Aufnahme von Kohlenhydraten und die Aufnahme von Aminosäuren, den Eiweißbausteinen des Körpers.

Heute wird die tägliche Kochsalzaufnahme auf 6 – 8 g (2,4 – 3,2 g Natrium) geschätzt. Eine Mehrzufuhr wird bei Gesunden über die Niere ausgeschieden.

Eine zu geringe Natriumkonzentration im Organismus, zum Beispiel durch anhaltend hohe Schweißverluste, Durchfälle sowie eine Ernährung mit insgesamt zu wenig Natrium, führt zu einer verschlechterten Wasserbindung im Organismus. Der Körper entwässert, was zusätzlich den Verlust anderer Mineralstoffe wie Magnesium oder Kalium bewirkt. Bei einem Natriummangel kann es zu gestörten Nieren- und Muskelfunktionen, Muskelkrämpfen, Schwäche- und Schwindelgefühlen kommen. Eine zu geringe Natriumzufuhr kann zudem den Cholesterinspiegel im Blut erhöhen. Ein zu hoher Cholesterinspiegel im Blut ist ein Risikofaktor für die Entstehung von Arteriosklerose und Herzinfarkt.

Gelegentlich wird vor dem angeblich hohen Natriumgehalt in Mineralwässern gewarnt. Diese Warnung ist in der Regel unbegründet. In Mineralwässern liegt Natrium oft nicht als Kochsalz vor, sondern ist insbesondere an andere Mineralstoffe oder an Hydrogencarbonat gebunden. In Trinkkuren über vier bis sechs Wochen mit hydrogencarbonatreichen Mineralwässern konnte ein erhöhter Blutdruck gesenkt werden.

Der Natriumbedarf beim Sportler richtet sich nach den Schweißverlusten. Für den Nichtsportler ist eine Zufuhr von Natrium in Form von Kochsalz von 6 g pro Tag ausreichend. Unter Extrembedingungen kann der Natriumbedarf auf bis zu 10 g bzw. 20 g Kochsalz pro Tag ansteigen.

Natrium sorgt für Nachschub

Auch direkt während einer intensiven sportlichen Aktion ist Natrium sehr wichtig. Die wertvollen Energielieferanten Kohlenhydrate werden zusammen mit Natrium aktiv durch die Darmwand geschleust und so vom Organismus für sportliche Leistung genutzt.

Natrium und Bluthochdruck

Aus Furcht vor Bluthochdruck wird propagiert, die Kochsalzzufuhr zu senken. Gesunde Menschen haben jedoch häufig keine Kochsalzempfindlichkeit und können durch eine ausgewogene Kochsalzzufuhr keine »essenzielle« Hypertonie auslösen. Zur Auslösung dieser Krankheit bedarf es immer eines genetischen Defektes. Neuere Untersuchungen haben gezeigt, dass nur rund 20 % der an Bluthochdruck Leidenden kochsalzempfindlich sind. Die Frage der Kochsalzsensibilität muss immer individuell sehr sorgfältig mit dem Hausarzt auch hinsichtlich der Nierenfunktionen abgeklärt werden.

Hypotone Kreislaufregulationstörungen lassen sich häufig über eine gezielte Zufuhr von Natrium in Verbindung mit einer entsprechenden Flüssigkeitsmenge langfristig gut behandeln.

Natrium – im Alter besonders wichtig

Selten wird ein Natrium- und Wassermangel als Ursache von Erkrankungen im Alter richtig erkannt. Dabei wurde in aktuellen medizinischen Reihenuntersuchungen bei fast jedem fünften Deutschen, der älter als 65 Jahre ist, eine Unterversorgung festgestellt. Deshalb warnen heute immer mehr Gerontologen (Altersforscher) vor dem regelmäßigen und langfristigen Verzehr natriumarmer Lebensmittel.

Phosphor – mehr ist nicht besser

Der Gehalt an Phosphor im menschlichen Körper beträgt etwa 700 g. Davon sind rund 600 g im Knochensystem fest an Calcium gebunden. 60 g befinden sich in den Muskeln, der Rest im Gehirn, in den inneren Organen und im Blut.

Bei allen energieerzeugenden Reaktionen ist Phosphor beziehungsweise Phosphat beteiligt. Ohne Phosphor wäre die Entwicklung des Lebens, die Evolution, undenkbar.

Die empfohlene Phosphoraufnahme des Menschen beträgt rund 700 mg pro Tag.

Die Phosphoraufnahme ist in den letzten 20 bis 30 Jahren stark angestiegen, von rund 1,5 g auf über 2 g pro Tag.

Diese hohe Phosphorzufuhr kann die Calciumaufnahme behindern und beansprucht zusätzlich Pufferkapazitäten des Blutes. Eine Überlastung des Puffersystems wird mit der Entstehung von Gefäßerkrankungen in Zusammenhang gebracht. So konnte in Tierversuchen dargestellt werden, dass bei einer langfristigen phosphat- und säurereichen Ernährung, die das Puffersystem be- und im Extremfall überlastet, bei sämtlichen Tieren erhöhte Fett- und Cholesterinspiegel auftraten und die Lebensdauer stark verkürzt war.

Ein ernährungsbedingter Phosphormangel ist nicht bekannt.

Schwefel – Baustein der Proteine

Mit einem Gehalt von 175 g im Körper zählt Schwefel zu den wichtigen Baustoffen im menschlichen Organismus. Die Hauptmenge ist in der Haut, den Muskeln und den inneren Organen eingelagert, und zwar als Bestandteil wichtiger Aminosäuren, den Eiweißbausteinen.

Mit einer täglichen Eiweißzufuhr von 60 – 90 g nehmen wir automatisch 1,0 – 1,5 g Schwefel auf. Schwefelmangel ist beim Menschen noch nicht beobachtet worden.

In Mineralwässern liegt Schwefel häufig als Sulfat vor. Sulfat wird vom Organismus nicht aufgenommen und kann somit im Darm seine verdauungsfördernde Wirkung entfalten. Das Trinken von sulfatreichen Mineralwässern ist ein natürlicher Weg zur Verbesserung der Verdauung.

»Schwer ist es, aus dem Geschrei erhitzter Parteien die Wahrheit zu unterscheiden.«
Schiller

Spurenelemente – vieles liegt im Dunkeln

Vermutlich üben im Organismus auch solche Elemente eine biologische Funktion aus, von denen bisher noch niemand den Nachweis für deren Lebensnotwendigkeit erbringen konnte. Dazu gehören zum Beispiel die Elemente Barium, Bor, Germanium, Lithium, Nickel, Rubidium, Silicium, Vanadium und Zinn. Sie alle sind in jedem Menschen enthalten, doch weiß zurzeit noch niemand, weshalb und wozu. Denn das Wissen um die lebensnotwendigen Spurenelemente ist mit Ausnahme von Eisen und Jod noch keine 100 Jahre alt.

Spurenelemente sind eine Untergruppe der Mineralstoffe. Ihre Anwesenheit im menschlichen und tierischen Organismus konnte früher nur qualitativ, nicht aber mengenmäßig nachgewiesen werden. Daher die Bezeichnung Spurenelemente: Elemente, die nur in Spuren nachweisbar waren.

Jod – Mangel auch beim Freizeitsportler

Der Körpervorrat an Jod beträgt nur 10 – 30 mg. Es ist zu über 99 % in der Schilddrüse gespeichert. Dort wird es zur Produktion der Schilddrüsenhormone benötigt. Alle Bestandteile der Schilddrüsenhormone können vom Organismus selbst hergestellt werden, mit einer Ausnahme: Jod. Es muss regelmäßig mit den Speisen und Getränken in ausreichender Menge aufgenommen werden.

Statt der empfohlenen 200 µg Jod pro Tag werden in Deutschland im Durchschnitt gerade 60 µg Jod mit unverarbeiteten Lebensmitteln, unter Berücksichtigung der durchschnittlich verwendeten Menge von jodiertem Speisesalz insgesamt etwa 100 µg Jod, aufgenommen. Mit jedem Liter Schweiß werden etwa 10 µg Jod ausgeschieden. Damit können bei durchschnittlicher sportlicher Betätigung allein über den Schweiß 10 – 30 % der durchschnittlich aufgenommenen Jodmenge wieder verloren gehen.

Bei Erwachsenen zeigt sich ein Jod- und Hormonmangel darin, dass viele Funktionen langsamer werden: Geistige und körperliche Fähigkeiten lassen schneller und stärker nach. Die Haut kann trocken und schuppig werden, man neigt zu Frieren und zu Infekten. Langfristig führt ein Jodmangel zu einer Vergrößerung der Schilddrüse, die als Struma oder Kropf bezeichnet wird. Eine vergrößerte Schilddrüse kann die Luftröhre, die Speiseröhre und die Halsschlagader einengen.

Eine ausreichende Jodzufuhr könnte langfristig einer großen Zahl von potenziellen Schilddrüsenpatienten eine wesentliche Beeinträchtigung ihrer Lebensqualität ersparen. Derzeit werden allein in Deutschland jährlich weit über 100.000 Patienten wegen eines Kropfes operiert. Damit ist in Deutschland die Kropfoperation einer der häufigsten chirurgischen Eingriffe. Die Kosten für Diagnostik und Therapie von Schilddrüsenerkrankungen und für Lohnfortzahlungen dürften in Deutschland pro Jahr über 1 Milliarde Euro betragen.

Die meisten Lebensmittel sind jodarm

Im Verlauf der geologischen Entwicklung, speziell in der letzten Eiszeit vor etwa 10.000 Jahren, wurde in Europa Jod weitgehend aus den Böden ausgeschwemmt und mit Bächen und Flüssen ins Meer transportiert. Die landwirtschaftlich zur Nahrungsproduktion genutzten Flächen enthalten deshalb nicht genügend Jod, während es in den Weltmeeren in relativ hoher Konzentration vorkommt. Die Mehrzahl der Lebensmittel, die von Landwirtschaft und Gartenbau erzeugt werden, sind daher jodarm.

Praktische Bedeutung als Jodlieferanten haben Seefische, Milch (in Abhängigkeit von der Fütterung) und Jodsalz sowie mit Jodsalz hergestellte Backwaren, Wurstwaren und andere Lebensmittel sowie einige Mineral- und Heilwässer.

Empfehlungen für die Jodzufuhr

Die Deutsche Gesellschaft für Ernährung (DGE) e.V. gibt zusammen mit der österreichischen Gesellschaft für Ernährung, der schweizerischen Gesellschaft für Ernährungsforschung und der schweizerischen Vereinigung für Ernährung in D.A.CH.-Referenzwerten für die Nährstoffzufuhr folgende Empfehlungen zur Jodzufuhr:

Altersgruppe	Jodzufuhr in µg/Tag
Säuglinge	
0 bis unter 4 Monate	40
4 bis unter 12 Monate	80
Kinder	
1 bis unter 4 Jahre	100
4 bis unter 7 Jahre	120
7 bis unter 10 Jahre	140
10 bis unter 13 Jahre	180
13 bis unter 15 Jahre	200
Jugendliche und Erwachsene	
15 bis unter 51 Jahre	200
ab 51 Jahre	180
Schwangere	230
Stillende	260

Besonders ausgeprägt ist die unzureichende Jodversorgung bei gestillten Säuglingen und bei Jugendlichen, Schwangeren und Stillenden. Auch Personengruppen mit besonderem Ernährungsverhalten, zum Beispiel Vegetarier, oder Patienten, die aufgrund einer Allergie Lebensmittel wie Milch, Milchprodukte oder Fisch meiden müssen, haben ein erhöhtes Risiko.

Eisen – für mehr Sauerstoff

Im Körper befinden sich etwa 5 g Eisen, davon sind etwa 75 % in Form von Hämoglobin mit den roten Blutkörperchen verbunden. Etwa 20 % liegen in den Körperdepots als Ferritin vor.

Eisen ist entscheidend am Aufbau des roten Blutfarbstoffes Hämoglobin und des Muskelfarbstoffes Myoglobin beteiligt. Es ist Baustein zahlreicher Enzyme, die durch sportliche Tätigkeit vermehrt benötigt werden.

Empfehlungen für die Eisenzufuhr

Die D.A.CH.-Referenzwerte lauten:

Altersgruppe	Eisenzufuhr in mg/Tag m	w
Säuglinge		
0 bis unter 4 Monate	0,5	0,5
4 bis unter 12 Monate	8	8
Kinder		
1 bis unter 4 Jahre	8	8
4 bis unter 7 Jahre	8	8
7 bis unter 10 Jahre	10	10
10 bis unter 13 Jahre	12	15
13 bis unter 15 Jahre	12	15
Jugendliche und Erwachsene		
15 bis unter 19 Jahre	12	15
19 bis unter 51 Jahre	10	15
über 51 Jahre	10	10
Schwangere		30
Stillende		20

Im gebärfähigen Alter ist die Frau auf eine erhöhte Eisenzufuhr angewiesen. Einmal bringen die monatlichen Menstruationsblutungen einen durchschnittlichen Eisenverlust von 15 – 30 mg mit sich. Sowohl dieser Verlust als auch der erhöhte Bedarf für das heranwachsende Kind im Falle einer Schwangerschaft sind mit einer bedarfsgerechten Ernährung abzudecken.

Reich an Eisen sind Fleisch und Fisch, deren Eisengehalt zudem besonders gut ausgenutzt wird. Auch einige pflanzliche Lebensmittel enthalten viel Eisen, jedoch ist dieses vom Körper nicht so gut verwertbar. Durch die zeitnahe Aufnahme von Vitamin-C-reichen Speisen und Getränken wie Orangen- oder Apfelsaftschorle kann die Eisenverwertung aus pflanzlichen Lebensmitteln deutlich angehoben werden.
Schwarzer Tee sollte hingegen zu den Hauptmahlzeiten gemieden werden, da die enthaltene Gerbsäure die Eisenaufnahme verringert.

Bereits mit einem Liter Schweiß werden etwa 0,5 – 1,0 mg Eisen ausgeschieden. Somit geht bei Aktiven stetig ein Teil des mit der Nahrung zugeführten Eisens über den Schweiß verloren.

Bei ausgeglichener Eisenbilanz wird bei der in Deutschland üblichen Kost 10 % des in den verzehrten Lebensmitteln enthaltenen Eisens vom Körper aufgenommen. Bei Eisenmangel nimmt die Aufnahmequote zu, weil der Organismus offensichtlich über ein System verfügt, das die Ausnutzung des in der Nahrung vorhandenen Eisens dem Bedarf des Organismus anpasst. Im Eisenmangel kann die Aufnahmequote auf 30 – 40 % des Angebotes aus der Nahrung ansteigen.

Die Folgen eines Eisenmangels können Schwäche, Müdigkeit und verminderte Erholungsfähigkeit des Herz-Kreislauf-Systems sein.

Vielen Sportgetränken sind keine Spurenelemente wie zum Beispiel Eisen zugesetzt. Auch die meisten Mineralwässer enthalten kein Eisen. Der von der Natur mitgegebene Bestandteil wird bei vielen Mineralwässern vor dem Abfüllen aus optischen und geschmacklichen Gründen entfernt. Dieser Eingriff in die Natur muss auf dem Etikett mit dem Begriff »enteisent« angegeben werden. Nur noch wenige Mineralwässer enthalten das von der Natur mitgegebene Eisen in der ursprünglichen Konzentration. Bei diesen Mineralwässern ist der Begriff »enteisent« nicht auf dem Etikett zu finden.

Selen – das Antioxidans mit zweifelhaftem Ruhm

Der Körperbestand an Selen beträgt 10 – 15 mg. Selen spielt eine wichtige Rolle als Antioxidans. Es kann die negativen Wirkungen freier Radikale verhindern. Genau wie Jod ist auch Selen in Europa häufig nur in unzureichenden Mengen im Erdreich enthalten. Deshalb schwankt die Selenzufuhr mit der Nahrung je nach Selengehalt der Böden.

Ein Selenmangel scheint auch die Entstehung von Bluthochdruck zu fördern. In selenarmen Gegenden treten drei- bis viermal mehr Herzinfarkte auf als in selenreichen Gegenden.

Welche Selenmenge optimal ist, konnte bis heute nicht geklärt werden. Neben der Art der Selenverbindungen und der Selenmenge spielen Wechselwirkungen mit anderen Nahrungsbestandteilen wie dem Vitamin A bzw. ß-Carotin, Vitamin E, Fettsäuren und anderen Spurenelementen eine Rolle. Vor nicht kontrollierter Einnahme von Selenpräparaten muss trotz positiver Wirkungen des Selens gewarnt werden. In Tierversuchen konnten hohe Selendosen sowohl das Wachstum von Krebskarzinomen hemmen als auch fördern.

Wie gering die Kenntnisse über Selen sind, zeigt auch das Vorgehen in Finnland. Seit 1984 wird dort der auf die Felder ausgebrachte Dünger mit Selen angereichert. Dies sollte zu einer Verdopplung der Selenzufuhr der erwachsenen Personen im Laufe der folgenden 20 Jahre führen. Tatsächlich stieg jedoch der Selengehalt in den Lebensmitteln in einem Zeitraum von drei Jahren so stark an, dass die tägliche Selenzufuhr verdreifacht wurde.

Der Schätzwert der D.A.CH. für die empfohlene tägliche Selenzufuhr Erwachsener beträgt 30 – 70 μg.

Zink – nicht nur für die Wundheilung

Der Körperbestand an Zink beträgt 1,3 – 2,0 g, wobei die einzelnen Organe und Gewebe einen unterschiedlichen Zinkgehalt aufweisen. Zink wird bei psychischem und körperlichem Stress, wie er in jeder

Wettkampfphase vorkommt, in größeren Mengen über den Urin ausgeschieden. Auch die Zinkverluste mit dem Schweiß in Relation zur täglich aufgenommenen Zinkmenge sind beachtlich. Folgen können ein geschwächtes Immunsystem und schlechtere Leistungsfähigkeit sein. Auch schlecht heilende Wunden, Knochenbrüchigkeit, Appetitmangel, Störungen im Säure-Basen-Haushalt oder fehlende Geschmacksempfindung können Zeichen eines Zinkmangels sein.

Im Stoffwechsel erfüllt Zink eine Vielzahl von Funktionen als wichtiger Bestandteil von Enzymen, so bei der Insulinspeicherung und im Immunsystem.

Zu den zinkreichen Lebensmitteln gehören Innereien, Muskelfleisch, Milchprodukte, verschiedene Fischarten und besonders Schalentiere. Bei der Be- und Verarbeitung von Lebensmitteln können hohe Zinkverluste auftreten, etwa bei Vermahlen des Getreides zu Weißmehl.

Der genaue Zinkbedarf ist für alle Altersstufen unsicher. Die Empfehlungen der D.A.CH.-Referenzwerte enthalten daher relativ große Sicherheitszuschläge.

Bei regelmäßig hohem Schweißverlust kann eine Nahrungsergänzung mit Präparaten aus der Apotheke, die Zink in gut verwertbarer Form enthalten, sinnvoll sein.

Empfehlungen für die Zinkzufuhr
Für Zink werden von der D.A.CH. folgende Mengen empfohlen:

Altersgruppe	Zinkzufuhr in mg/Tag m	w
Säuglinge		
0 bis unter 4 Monate	1	1
4 bis unter 12 Monate	2	2
Kinder		
1 bis unter 4 Jahre	3	3
4 bis unter 7 Jahre	5	5
7 bis unter 10 Jahre	7	7
10 bis unter 13 Jahre	9	7
13 bis unter 15 Jahre	9,5	7
Jugendliche und Erwachsene		
15 bis unter 19 Jahre	10	7
19 bis unter 51 Jahre	10	7
über 51 Jahre	10	7
Schwangere		10
Stillende		11

Fluorid – Baustein der Zähne

Der Körperbestand des Menschen beträgt 2 – 3 g Fluorid, davon über 95 % in den Knochen und Zähnen.

Fluorid kommt in praktisch allen Böden, Trinkwässern, Lebensmitteln, Organismen und der Luft in unterschiedlichen Konzentrationen vor. Daher erscheint eine mangelhafte Versorgung zunächst eher unwahrscheinlich. Allerdings sind über 90 % der im Erdreich vorkommenden Fluorverbindungen wasserunlöslich und somit für den Menschen nur schlecht verfügbar.

Alle natürlichen Wässer enthalten Fluorid. Die Konzentration in über 90 % der Trinkwässer in Deutschland ist verhältnismäßig niedrig und liegt unter 0,25 mg/l. Nach der Trinkwasserverordnung von 1986 ist jedes Wasserwerk in der Bundesrepublik Deutschland verpflichtet, Fluorid im Trinkwasser bestimmen zu lassen und die Werte der Bevölkerung zur Verfügung zu stellen. Die höchste zulässige Konzentration beträgt 1,5 mg/l.

Die Mineral- und Tafelwasserverordnung schreibt vor, Fluoridgehalte von mehr als 1,0 mg/l als »fluoridhaltig« kenntlich zu machen und bei Überschreiten eines Wertes von 5 mg/l den Hinweis anzubringen, dass es wegen des erhöhten Fluoridgehaltes nur in begrenzten Mengen konsumiert werden darf.

Die Zufuhr von Fluorid brachte man bereits Anfang des vorigen Jahrhunderts ohne nähere Analyse der Zusammenhänge in Verbindung mit der Zahngesundheit. Bereits 1905 wurde in englischen Zeitschriften berichtet, dass Fluorid aus der Nahrung kommt, über das Blut transportiert und in Knochen und Zähnen abgelagert sowie vermutlich im Urin ausgeschieden wird. Seitdem hat sich die zahnkariesmindernde Wirkung von Fluorid-Ionen in vielen wissenschaftlichen Untersuchungen bestätigt. Erstmals wurde sie als Folge der veränderten Wasserversorgung im Bereich des Tennessee-Valley-Projektes in den Vereinigten Staaten Ende der 30er-Jahre beobachtet. Damals wurde beobachtet, dass bei Umstellung der Wasserversorgung in den betroffenen Gebieten nicht nur vermehrt Knochenbrüche, sondern eine bis dahin nicht gekannte Zunahme der Karies-Empfänglichkeit auftraten. Da aufgrund des in Deutschland geltenden Gesetzes eine Fluoridierung des Trinkwassers nicht durchführbar ist, muss auf eine ausreichende Zufuhr fluoridreicher Lebensmittel und Getränke geachtet werden. Die Empfehlungen beziehen sich auf die zur Kariesprophylaxe notwendigen Fluoridmengen. Die Einnahme von Fluoridtabletten ist insbesondere bei Säug-

Mehr ist nicht immer besser. Übersteigt die Fluoridkonzentration im Trinkwasser 2 mg/l, tritt vermehrt gefleckter Zahnschmelz (Dentalfluorose) in der Bevölkerung auf. Bei Fluoridkonzentrationen über 20 mg/l kann das Wachstum beeinträchtigt werden.

Richtwerte für die Fluoridzufuhr

Von der D.A.CH. empfohlene Fluoridmengen zur Kariesprävention:

Altersgruppe	Fluoridzufuhr in mg/Tag m	w
Säuglinge		
0 bis unter 4 Monate	0,25	0,25
4 bis unter 12 Monate	0,5	0,5
Kinder		
1 bis unter 4 Jahre	0,7	0,7
4 bis unter 7 Jahre	1,1	1,1
7 bis unter 10 Jahre	1,1	1,1
10 bis unter 13 Jahre	2	2
13 bis unter 15 Jahre	3,2	2,9
Jugendliche und Erwachsene		
15 bis unter 19 Jahre	3,2	2,9
19 bis unter 51 Jahre	3,8	3,1
über 51 Jahre	3,8	3,1
Schwangere		3,1
Stillende		3,1

lingen in der Zufuhrmenge zu berücksichtigen.

Fluoridhaltige Mineralwässer gehören zu den wichtigsten Fluoridlieferanten in der menschlichen Ernährung.

Fluorid in richtiger Dosierung und bei regelmäßiger Aufnahme verringert bei Kindern und Erwachsenen das Auftreten von Karies.

Fluorid hat eine dreifache Schutzwirkung:

Fluorid unterstützt die Wirksamkeit des körpereigenen Abwehrmechanismus, indem es angegriffenen Zahnschmelz wieder »repariert«.

Fluorid wird während der Entwicklungsphase der Zähne in den Zahnschmelz eingebaut und macht ihn widerstandsfähiger gegenüber Säuren.

Fluorid hemmt den Bakterienstoffwechsel und damit die Produktion von Säuren, die ebenfalls den Zahnschmelz angreifen.

Die akute Toxizität von Fluorid ist im Vergleich zu anderen Spurenelementen gering.

Arsen

Der Name Arsenik ist für die meisten Menschen der Inbegriff von Gift. Mengen über 100 mg wirken tödlich. Nun findet sich aber ein wenig Arsen im Boden, in allen Lebensmitteln und auch im Menschen. Der Arsengehalt im menschlichen Organismus wird mit etwa 14 mg angegeben. Es gehört zu den Ultra-Spurenelementen.

Erst in den letzten Jahren wurde eher zufällig eine wachstumsfördernde und lebenserhaltende Funktion von Arsen bei Tieren gefunden. Ein Arsenmangel bei Tieren tritt bei einem Gehalt von weniger als 0,05 mg/kg Futter auf.

Wegen der chemischen Verwandtschaft zum Phosphor ist eine Beteiligung von Arsen am Energieumwandlungsprozess denkbar. Genaues ist noch nicht bekannt.

Der Mensch nimmt täglich bis zu etwa 1 mg Arsen auf. Besonders reich an Arsen sind Meerestiere, Vollkornprodukte, Gemüse und Fleisch. Eine Speicherung von Arsen im Körper findet normalerweise nicht statt.

Lithium

Auch Lithium gehört zu den Ultra-Spurenelementen, die grundsätzlich in Umwelt und Nahrung, folglich auch im menschlichen Organismus vorhanden sind.

Lithium kommt wegen seiner chemischen Verwandtschaft als unmittelbares Begleitelement von Natrium vor. Dementsprechend ist Lithium im Organismus wie Natrium verteilt.

Im Blut ist Lithium durchschnittlich in einer Konzentration von 3,1 µg pro 100 ml Blutserum vorhanden.

Lithium-Präparate werden vor allem bei der Behandlung von psychischen Erkrankungen eingesetzt.

Epidemiologische Beobachtungen zeigen, dass das Vorkommen von Lithium in Trink- und Mineralwasser in umgekehrtem Verhältnis zur Häufigkeit des Auftretens von koronaren Herzkrankheiten steht. Das bedeutet, dass dort, wo das Trink- und Mineralwasser reich an Lithium war, die Häufigkeit von koronaren Herzkrankheiten in der Bevölkerung gering war.

Rubidium

Dieses Ultra-Spurenelement steht im Periodensystem der Elemente unmittelbar unter dem Kalium. Deshalb verhalten sich beide Elemente chemisch sehr ähnlich. Der relativ hohe Gehalt an Rubidium im menschlichen Körper ist für dieses sonst eher selten vorkommende Element erstaunlich.

Dies deutet auf einen Anreicherungsprozess und die Speicherung in bestimmten Organen hin. Deshalb dürften dem Rubidium wichtige Funktionen im Organismus zufallen, über die allerdings noch fast nichts bekannt ist.

Aluminium

Aluminium zählt mit einem Bestand von nur 100 mg im ganzen menschlichen Körper zu den Elementen, die in geringsten Konzentrationen vorkommen. Die Zufuhr mit der Nahrung unterliegt großen regionalen Schwankungen. Sie liegt in Deutschland und Mitteleuropa zwischen 10 und 100 mg pro Tag. Abhängig ist die Aluminiumaufnahme vom Gehalt im Trink- und Mineralwasser sowie vom Gehalt im Boden und dadurch in den pflanzlichen Lebensmitteln. Ferner erhöht die Verwendung von Aluminium-Kochgeschirr die Zufuhr. Aus theoretischen Überlegungen, etwa die Stellung im Periodensystem der Elemente und dem Körperbestand, ist für Aluminium durchaus eine physiologische Funktion denkbar. Bisher fehlen darauf jedoch Hinweise, zumal Aluminium im Darm nur in sehr geringen Mengen aufgenommen wird.

Silicium und Kieselsäure

Silicium ist neben Sauerstoff das häufigste Element der Erdrinde. In vielen Pflanzen sind Silicium beziehungsweise seine Salze, die Silikate, im Stützgewebe enthalten. Der menschliche Körper enthält etwa 1,4 g Silicium.

Erst 1972 konnte in Tierversuchen bewiesen werden, dass Silicium beziehungsweise Kieselsäure im Wachstumsprozess benötigt wird. Danach ist Silicium aktiv an der Knochenfestigkeit beteiligt. Im Weiteren übt Silicium wichtige Funktionen bei der Biosynthese der Bindegewebe und Knorpel aus.

Interessant ist die Beobachtung, dass im Alter der Siliciumgehalt der Arterien und der Haut zurückgeht, nicht jedoch der Siliciumgehalt der inneren Organe. Es wird diskutiert, dass für Alterungsprozesse der Gelenke, Arterien und der Bindegewebe eine mit dem Alter sich verschlechternde Siliciumversorgung oder eine Verschlechterung der Verwertung von Silicium verantwortlich ist.

In Finnland konnte beobachtet werden, dass in Gegenden, in denen siliciumarmes Wasser getrunken wurde, die Herzinfarktrate höher war als in Gegenden, in denen siliciumreiches Wasser getrunken wurde.

Weitere Forschungen über den Zusammenhang zwischen Siliciumaufnahme und Herzinfarkthäufigkeit sind wünschenswert und könnten sich als nützlich hinsichtlich der Herzinfarktprophylaxe erweisen.

Silicium wird mit Lebensmitteln und Getränken hauptsächlich als Kieselsäure aufgenommen. Kieselsäure ist vom Organismus gut verwertbar.

Bor und Borsäure

Der menschliche Körper enthält nur etwa 10 mg Bor, obwohl die tägliche Zufuhr im Durchschnitt 5 – 30 mg Bor beträgt. In der Natur- und Erfahrungsmedizin hat das Ultra-Spurenelement Bor eine hohe Bedeutung. Bor soll die geistige Leistungsfähigkeit positiv beeinflussen. Aufgrund des natürlichen Reichtums des Apfelsaftes an Bor ist eine Apfelsaftschorle auch aus diesem Grunde ein empfehlenswertes Fitnessgetränk für die grauen Zellen.

Bei einer Zufuhr von 5 – 30 mg Borsäure mit Speisen und Getränken ist die rasche Ausscheidung aus dem Organismus über den Urin gewährleistet. Bei höherer Zufuhr findet jedoch eine Speicherung im Organismus statt, wobei langfristig toxische Wirkungen sichtbar werden können: Wachstumsstörungen, Durchfälle und Schrumpfung der inneren Organe und insbesondere der Hoden.

Deshalb ist die früher häufig angewendete Borsäure als Konservierungsmittel heute verboten.

Borsäure hat im menschlichen Organismus wahrscheinlich keine Funktion. Für das Pflanzenwachstum ist die Borsäure jedoch unentbehrlich. Über pflanzliche Lebensmittel wird sich der Mensch somit zu allen Zeiten ein wenig Borsäure zuführen.

Chrom

Chrom übt eine entscheidende Funktion im Kohlenhydratstoffwechsel aus. Daher ist Chrom besonders für Sportler ein wichtiges Spurenelement. Es steigert die Glucosetoleranz und schützt vor rapiden Glykogenverlusten der Muskulatur beim Training.

Je höher die Kohlenhydratzufuhr, desto höher der Chrombedarf.

Einer Substitution ist dennoch kritisch gegenüberzustehen, da nur Schätzwerte für eine angemessene Zufuhr existieren und Chrom in hohen Dosen giftig ist.

Die Schätzwerte für eine angemessene Zufuhr liegen bei 30 – 100 µg pro Tag, die mit einer vollwertigen Ernährung in der Regel gedeckt werden.

Chromhaltige Lebensmittel sind Ei, Rindfleisch (insbesondere Muskelfleisch), Roggenvollkorn, Kartoffeln, Haselnüsse, Haferflocken, Pilze, Kakao und Bierhefe.

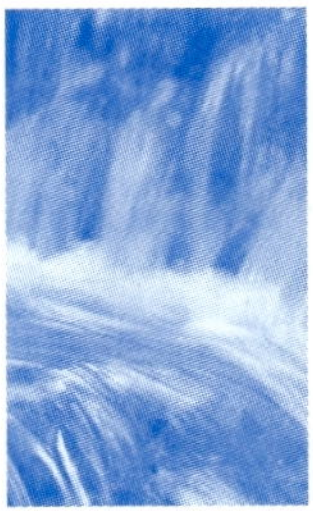

»Von allen Zusammensetzungen unserer Körpersäfte wirkt sich die Säure zweifellos am schädlichsten aus.«
Hippokrates

Der Säure-Basen-Haushalt

Schon Hippokrates warnte vor einer Übersäuerung des Körpers. In den zwanziger und dreißiger Jahren des 20. Jahrhunderts beschrieb der schwedische Ernährungsforscher Ragnar Berg erneut die Bedeutung des Säure-Basen-Haushaltes für Wohlbefinden, Leistung und Gesundheit und die Möglichkeiten der Beeinflussung durch sinnvolle Speisen- und Getränkeauswahl. Heute beschäftigen sich vor allem Anthroposophen, Hay'sche Trennköstler und Mayr-Ärzte mit diesem Thema. Aber auch in der Schulmedizin findet dieses Thema immer mehr Beachtung.

Zur Bindung von möglicherweise in größerer Menge anfallenden sauren Bestandteilen sollte der Organismus über eine große »Basenreserve« verfügen, da durch eine langfristig säureüberschüssige Ernährung latente Azidosen, also verborgene Übersäuerungszustände, hervorgerufen werden können. Neben einer verschlechterten sportlichen Leistungsfähigkeit sollen Azidosen unter anderem die Entstehung von Osteoporose, Migräne, rheumatischen Erkrankungen, Diabetes, Gicht und außerdem Krankheiten des Verdauungstraktes begünstigen.

Gesundes Gleichgewicht

Säuren und Basen sind chemische Gegenspieler und stehen in unserem Körper im Gleichgewicht. Das Verhältnis von Säuren und Basen wird mit dem pH-Wert angegeben. Bei einem pH-Wert von 7 liegt eine neutrale Lösung vor, bei Werten größer als 7 eine basische und bei Zahlen kleiner als 7 eine saure Lösung.

In den einzelnen menschlichen Körperorganen und Körperflüssigkeiten gibt es unterschiedliche physiologische Konzentrationen.

Die verschiedenen Vorgänge im Organismus können nur dann optimal ablaufen, wenn ihr Milieu den wünschenswerten pH-Wert aufweist, denn alle Enzyme, die Katalysatoren des Stoffwechsels, haben ihr spezifisches pH-Optimum. Oder mit anderen Worten: Nur

pH-Werte im Körper

	pH-Wert
Blut	7,4
Magensaft	1,2 – 3,0
Speichel	etwa 7,0
Lebergalle	etwa 7,1
Bauchspeichelsekret	etwa 8,0
Harn	5,6 – 7,0

bei einem spezifischen Säure-Basen-Gleichgewicht haben die Enzyme ihre volle Leistungsfähigkeit.

Der pH-Wert wird vom gesunden Organismus im Spielraum enger Grenzen konstant gehalten. Im Blut liegt er im Mittel bei 7,4, mit einem Spielraum zwischen 7,35 und 7,45.

Basen neutralisieren Säuren

Der Gesamtbestand an Pufferbasen, den der Organismus besitzt, ist die Basen- beziehungsweise Alkalireserve. Zu den Puffersystemen im Blut gehören Hydrogencarbonat, Hämoglobin, Hydrogenphosphat und Plasmaproteine, die sich im Blut wie folgt aufteilen:

Anteile der Puffersysteme im Blut

Phosphatpuffer:	5 %
Proteinpuffer:	7 %
Hämoglobinpuffer:	35 %
Hydrogencarbonatpuffer:	53 %

Sind zu viele Säuren im Stoffwechsel vorhanden, werden sie an den Hydrogencarbonatpuffer gebunden, in Wasser und Kohlendioxid überführt und über eine gesteigerte Atmung abgeatmet. Bei ausreichenden Puffersubstanzen ergibt sich trotz Säurebelastung keine Änderung des Blut-pH-Wertes, da das Puffersystem über die Atmung offen ist und so wieder ein gesundes Gleichgewicht entstehen kann.

Wenn im Stoffwechsel ein Überangebot an Basen vorhanden ist, wird weniger Kohlensäure durch verlangsamte Atmung abgeatmet. Dadurch ergibt sich keine Änderung des pH-Wertes im Blut. So bleibt das Säure-Basen-Verhältnis im Blut stabil, vorausgesetzt, es sind ausreichende Pufferkapazitäten vorhanden.

Basen reinigen den Körper

Wie bei vielen lebenswichtigen Substanzen ist der Körper auch beim Hydrogencarbonatpuffer in der Lage, diesen in bestimmten Mengen selber herzustellen. So produzieren bestimmte Zellen der Magenschleimhaut Hydrogencarbonat, indem sie bei jeder Nahrungsaufnahme aus Kochsalz Salzsäure und Hydrogencarbonat bilden. Dabei wird Salzsäure in den Magensaft und Hydrogencarbonat in das Blut abgegeben. Während die Salzsäure im Magen verweilt, überwiegen im Blut und im gesamten Körper basische Komponenten und erzeugen so eine Art Basenflut. Die periodisch

Hydrogencarbonatgehalt in ausgewählten Mineral- und Heilwässern

Mineral- und Heilwässer	Hydrogencarbonatgehalt g/l
Heppinger Extra	2,5
Hubertus Sprudel	2,0
Staatlich Fachingen	1,8
Apollinaris	1,8
Arienheller Brunnen	1,7
Überkinger	1,4
Rosbacher (Medium)	1,1
Hassia Sprudel	1,1
Bad Vilbeler Urquelle	0,7
San Pellegrino	0,2
Vittel	0,2

Quelle: Herstellerangaben

auftretende Basenflut hat die Aufgabe, das Bindegewebe von aufgenommenen Säuren zu befreien und im Organismus angereicherte saure Bestandteile zu neutralisieren.

Was wirkt sauer, was basisch?

Die Einteilung der Lebensmittel nach ihrer Wirkung auf den Säure-Basen-Haushalt erfolgt aufgrund der Stoffwechselwirkung im Körper. Säureüberschüssig ist ein Nahrungsmittel, wenn durch die Verstoffwechslung im Organismus mehr Säurereste als Basenreste übrig bleiben. Säurereste sind zum Beispiel Phosphat, Sulfat, Schwefel oder Chlorid.

Eiweißreiche Lebensmittel sind zum Teil aus schwefelhaltigen Aminosäuren aufgebaut, bei deren Abbau der Schwefel in Form von Schwefelsäure freigesetzt wird. Der Verzehr von Eiweiß trägt somit entscheidend zur Säurebelastung unseres Körpers bei.

Basenüberschüssig ist ein Lebensmittel dann, wenn es mehr Basenreste als Säurereste enthält. Basenreste sind zum Beispiel Kalium, Natrium, Calcium, Magnesium und alle Spurenelemente wie Eisen, Zink, Mangan, Kupfer, Chrom und Molybdän.

Entscheidend, ob ein Lebensmittel basisch oder sauer wirkt, ist nicht die gesamte Menge an Mineralstoffen und Spurenelementen im Lebensmittel, sondern die Differenz zwischen den Säure- und den Basenresten.

Speisefette und -öle werden in die Gruppe der neutralen Lebensmittel eingeordnet.

Basisch = gesund?

Hinweise auf einen Zusammenhang zwischen der Ernährung und der Entstehung von Osteoporose geben Untersuchungen über die Knochendichte von Vegetariern im Vergleich mit der Knochendichte von Gemischtköstlern. So weisen nichtvegetarisch lebende Frauen einen doppelt so hohen Knochenverlust auf wie Frauen, die seit mindestens 20 Jahren vegetarisch

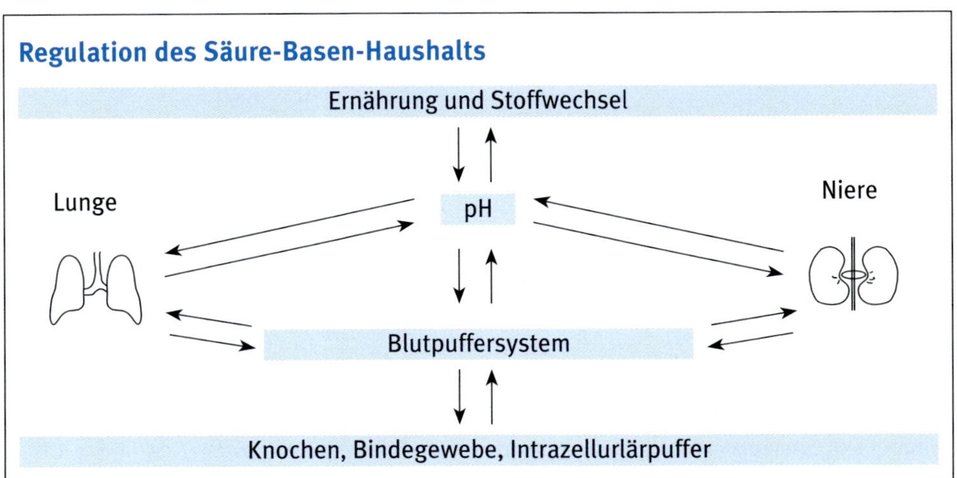

leben. Calcium aus Pflanzen, insbesondere Kohl, ist vom Körper viel besser verwertbar als Calcium aus tierischen Lebensmitteln, da die pflanzlichen Eiweiße und somit pflanzliche Lebensmittel insgesamt weniger schwefelhaltige Aminosäuren enthalten. Je höher der Basengehalt der Nahrung aufgrund des höheren Obst- und Gemüseverzehrs war, desto höher war besonders in späteren Jahren die Knochendichte.

Hydrogencarbonat – je älter, desto wichtiger

Mit zunehmendem Alter lässt die Fähigkeit des Körpers nach, Säure effektiv auszuscheiden, da die Zahl der Nierenkanälchen abnimmt. Kommt dann eine chronische, ernährungsbedingte Übersäuerung hinzu, erhöht sich das Risiko eines vorzeitigen und erhöhten Muskelabbaus. Denn mit zunehmendem Alter sinkt der Blut-pH-Wert innerhalb des Normbereichs stetig, von einem pH-Wert von rund 7,4 mit 20 Lebensjahren auf 7,35 im Alter von 70 – 80 Lebensjahren. Damit einhergehend nimmt auch die Konzentration der wichtigen Pufferbase Hydrogencarbonat im Blut ab. Diese oft als Folge einer nachlassenden Nierenfunktion zu beobachtende ansteigende Säurebelastung im Blut und im Gewebe erhöht das Risiko eines verstärkten Muskelabbaus insbesondere bei Menschen ab

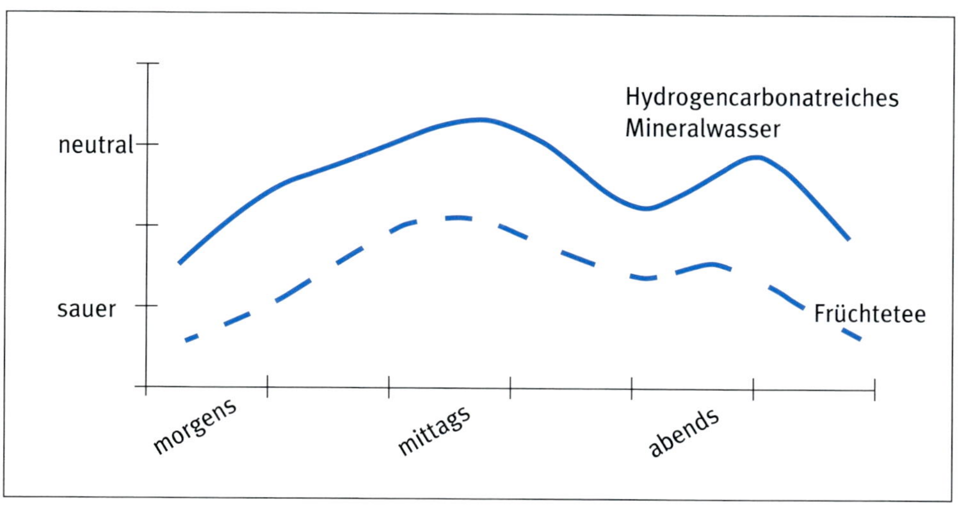

(Siener, R; Jahnen, A.; Hesse, A.; Eur. J. Clin Nutr. (2004) 270-276)

Die Abbildung zeigt den Verlauf des pH-Wertes von 12 gesunden Männern im Tagesverlauf nach Aufnahme eines neutralen Früchtetees bzw. eines hydrogencarbonatreichen Mineralwassers. Je niedriger (saurer) der pH-Wert des Urins ist, desto mehr Calcium wurde aus dem Knochen abgebaut und mit dem Urin ausgeschieden. Die durchgezogene Linie zeigt den Urin-pH-Wert bei der Aufnahme von hydrogencarbonatreichem Mineralwasser. Sie liegt im neutralen Bereich (pH-Wert von etwa 7), während der pH-Wert des Urins bei der Aufnahme von neutralem Früchtetee im leicht sauren Bereich liegt.

dem 45. Lebensjahr. Die Bedeutung einer nutritiven Zufuhr von Hydrogencarbonat, zum Beispiel in Form eines geeigneten hydrogencarbonatreichen Mineralwassers, nimmt folglich mit dem Alter deutlich zu.

CalciumPlus – das natürliche Plus für stabile Knochen

Ein bereits geringfügiger latenter Abfall des Blut-pH-Werts, auch bereits innerhalb des Normalbereichs, führt zu einem messbaren Anstieg der Calcium-Ausscheidung im Urin. Hierdurch erhöht sich langfristig die Gefahr einer verringerten Knochendichte mit erhöhtem Risiko einer Osteoporose im Alter.

Dieser Effekt der »Entmineralisierung der Knochen«, also der Loslösung von Calcium und Magnesium aus der Knochensubstanz, wird durch eine säurelastige Stoffwechsellage hervorgerufen, die die Aktivität der Osteoklasten (knochenabbauende Zellen) steigert und gleichzeitig den Aufbau durch die knochenaufbauenden Zellen (Osteoblasten) hemmt. Mit diesen Prozessen und zusätzlich durch die altersbedingte Hemmung der Calcium-Rückresorption in der Niere erhöht sich das Risiko einer negativen Calciumbilanz mit Folge einer verringerten Knochendichte. Hydrogencarbonatreiche Mineralwässer mit einem hohen Gehalt an Calcium und Magnesium können eine wertvolle Hilfe sein, dieser Demineralisierung des Knochens wirkungsvoll entgegenzuwirken.

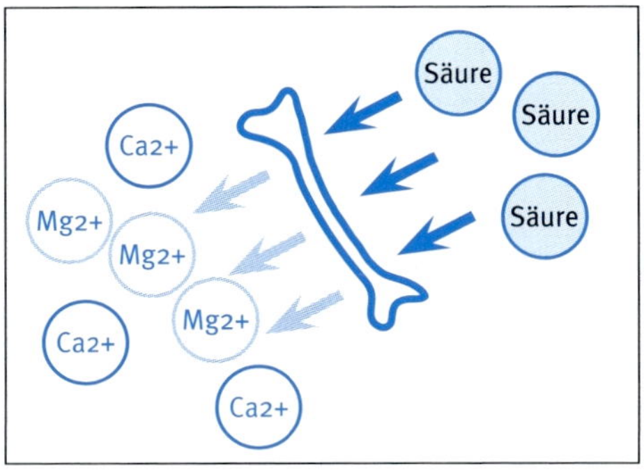

Basisch = sportlich fit

Bereits 1937 publizierte Prof. Dr. Denning den Artikel »Über die Steigerung der körperlichen Leistungsfähigkeit durch Eingriffe in den Säure-Basen-Haushalt«. Verschiedene Arbeitsgruppen renommierter Sportwissenschaftler und Sportmediziner konnten in den vergangenen Jahren diese Ergebnisse im Prinzip bestätigen und eindrucksvoll zeigen, dass eine Erhöhung der Pufferkapazitäten im Blut die sportliche Leistungsfähigkeit im anaeroben Bereich direkt positiv beeinflusst. Je höher der Hydrogencarbonatgehalt und damit die alkalische Pufferkapazität im Blut, desto mehr Laktat kann aus der Muskelzelle direkt, schnell und effizient entfernt werden. Eine längere maximale Leistung im anaeroben Bereich ist hierdurch möglich. Eine zu hohe Laktatkonzentration im Muskel hemmt bzw. verringert bekanntermaßen die anaerobe Energiegewinnung aus Glykogen.

Im angloamerikanischen Sprachraum ist dieses als Soda-Loading bekannte Verfahren sowohl bei Spielsportarten wie Eishockey, Fußball oder Handball etabliert als auch im Bereich der Leichtathletik oder beim Schwimmen.

Säure- und Basenüberschuss ausgewählter Lebensmittel

	Säureüberschuss (mEq/100g)	Portionsgröße	mEq/Portion
Brot			
Knäckebrot	3,3	12	0,4
Roggenvollkornbrot	4,1	45	1,9
Weizenvollkornbrot	1,8	45	0,8
Eier und Milchprodukte			
Hühnerei	8,2	60	4,9
Vollmilch	0,7	0,2 l	1,4
Butter	0,6	20	0,1
Naturjoghurt	1,5	150	2,3
Speisequark	11,1	30	3,3
Camembert	14,6	30	4,4
Gouda	18,6	30	5,6
Parmesan	34,2	30	10,3
Schmelzkäse, natur	28,7	30	8,6
Fleisch und Fisch			
Kabeljau	7,1	150	10,7
Geflügel	8,7	125	10,9
Rindfleisch	7,8	125	9,8
Schweinefleisch	7,9	125	9,9
Salami	11,6	25	2,9
Hülsenfrüchte			
Erbsen, grün	1,2	60	0,7
Linsen	3,5	50	1,8
Getreideprodukte			
Roggenvollkornmehl	5,9	20	1,2
Weizenvollkornmehl	8,2	20	1,6
Reis, geschält	4,6	30	1,4
Vollkornreis	12,5	30	3,8
Teigwaren, Vollkorn	7,3	50	3,7
Cornflakes	6,0	30	1,8
Haferflocken	10,7	40	4,3
Nüsse			
Erdnuss	8,3	50	4,2
Walnuss	6,8	50	3,4

Säure- und Basenüberschuss ausgewählter Lebensmittel

	Basenüberschuss (mEq/100g)	Portionsgröße	mEq/Portion
Obst			
Ananas	2,7	125	3,4
Apfel	2,2	125	2,8
Aprikose	4,8	50	2,4
Banane	5,5	125	6,9
Erdbeere	2,2	125	2,8
Grapefruit	1,0	150	1,5
Johannisbeere	6,5	125	4,3
Kiwi	4,1	80	3,3
Melone, Wasser-	1,9	150	2,9
Orange	2,9	125	3,6
Zitrone	2,5	80	2,2
Rosinen	21,0	25	5,3
Gemüse			
Aubergine	3,4	200	6,8
Blattsalat	2,5	50	1,3
Blumenkohl	4,0	200	8,0
Brokkoli	1,2	200	2,4
Gurke	0,8	200	1,6
Karotte	4,9	200	9,8
Kartoffel	4,0	200	8,0
Paprika	1,2	100	1,2
Pilze	1,4	150	2,1
Sellerie	5,2	200	10,4
Spinat	14,0	200	28,0
Tomate	3,1	50	1,6
Bier	0,2	0,33 l	0,7
hydrogencarbonatreiches Mineralwasser	10 bis 15	0,5 l	50 bis 75
Säure-Basen-Neutral:			
Speiseöle und Haushaltszucker			

Erläuterungen:
Der Säure- und Basenwert von Lebensmitteln wird aktuell mit der PRAL-Formel (potentielle renale Säurebelastung) nach Remer ermittelt. Die PRAL-Formel lautet:

0,4888 x Protein (g/d) + 0,0366 x Phosphor (mg/d) - 0,0205 x Kalium (mg/d) - 0,0263 x Magnesium (mg/d)

Quelle: REMER T, MANZ F: Potential renal acid load (PRAL) of foods and its influence on urine pH. Am. Diet. Assoc. (1995) 95: 791-797

»Das Beste ist Wasser.«
Pindar, Olympische Siegeslieder

Ohne Wasser kein Leben

Wasser ist, neben der Atemluft, unser wichtigstes »Lebensmittel« im wahrsten Sinne des Wortes. Wasser ist als universelles Lösungs- und Transportmittel Grundlage aller biologischen Vorgänge im menschlichen Organismus. Es sorgt für einen ständigen Austausch der Auf- und Abbauprodukte des Stoffwechsels. Der Transport von Mineralstoffen, Spurenelementen sowie allen Nährstoffen ist nur in wässriger Lösung möglich. Eine weitere sehr bedeutsame Aufgabe des Wassers ist die Wärmeregulation. Für den menschlichen Körper ist es lebensnotwendig, die Körpertemperatur von etwa 37 °C aufrechtzuerhalten. Dies wird durch Wasser ermöglicht, da Wasser Wärme wesentlich langsamer als andere Substanzen aufnimmt beziehungsweise abgibt.

Wie stark der Mensch von dem kostbaren Nass abhängig ist, beweist auch die Tatsache, dass er nur wenige Tage ohne Flüssigkeit auskommen kann. Hungerperioden kann der Mensch 30 bis 40 Tage durchleben. Ohne Wasseraufnahme ist ein Überleben selbst unter günstigsten klimatischen Bedingungen maximal 5 bis 7 Tage möglich.

Der Wassergehalt des menschlichen Organismus hängt ab vom Lebensalter, Geschlecht und Körpergewicht. Beim Neugeborenen entfallen etwa 75 % des Körpergewichtes auf Wasser. Bei jungen Erwachsenen beträgt der Wasseranteil im Mittel 63 % für den Mann und 52 % für die Frau. Mit zunehmendem Lebensalter fallen die Mittelwerte auf 52 % bzw. 46 % ab. Der geringere Wassergehalt von Frauen und von übergewichtigen Menschen hängt von der unterschiedlichen Wasserkonzentration in den einzelnen Geweben ab: Während Fett nur wenig Wasser enthält, beträgt der Wasseranteil in der Muskulatur 77 %. Da die Muskulatur zu etwa 40 % am Gesamtkörpergewicht beteiligt ist, befindet sich also fast die Hälfte des gesamten Körperwassers in den Muskeln. Entsprechend nimmt der %uale Wassergehalt mit vermehrtem Depotfett ab.

Der Wassergehalt des Organismus wird unter Normalbedingungen sehr konstant gehalten. Er schwankt langfristig nur um +/- 0,22 % des Körpergewichts. Das sind bei einer Person von 70 kg Körpergewicht nur 150 ml.

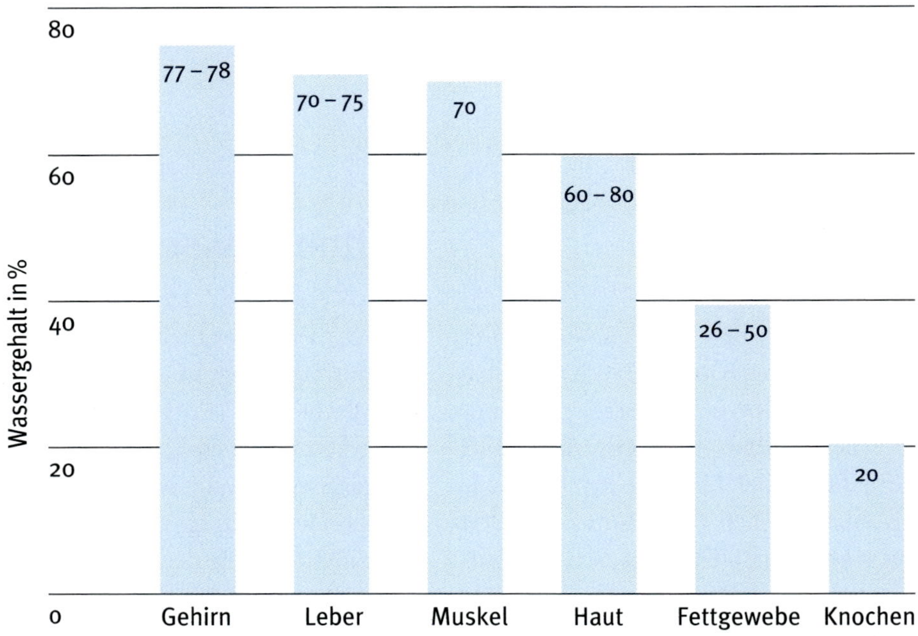

Die wasserreichsten Organe sind Gehirn, Muskulatur und Leber.
Sie sind deshalb gegenüber Wasserverlusten besonders empfindlich.

Das Körperwasser wird in zwei Bereiche untergliedert: innerhalb der Körperzellen, also intrazellulär, und außerhalb der Körperzellen, also extrazellulär. Die Wasservorräte sind dabei unterschiedlich verfügbar und haben auch unterschiedliche Aufgaben im Organismus zu erfüllen.

Der Gehalt und die Zusammensetzung in den zwei Flüssigkeitsbereichen intra- und extrazellulär ist unterschiedlich.

Während außerhalb der Zellen Natrium, Chlorid und Hydrogencarbonat überwiegen, stehen in den Zellen Kalium, Phosphor und Magnesium im Vordergrund.

Die Verteilung des Körperwassers ist mit einem mit Wasser vollgesogenen Schwamm zu vergleichen. Ein Teil fließt spontan ab, wenn der Schwamm abgelegt wird: Dies entspricht dem extrazellulären Wasseranteil. Der andere Teil kann nur durch Auswringen des Schwammes freigesetzt werden: der gebundene, intrazelluläre Wasseranteil.

Natriumreiche Getränke ersetzen in erster Linie die Flüssigkeitsverluste außerhalb der Zellen und somit die Flüssigkeitsverluste des Blutes. Sie wirken hierdurch der Bluteindickung während

Durchschnittliche Gewichtsverteilung des Erwachsenen

Gewichtsanteile	(%)
Feste Substanz	40 – 50
Körperwasser, gesamt	50 – 60
– intrazellulär	30 – 40
– extrazellulär	20

des Sportes direkt entgegen. Hydrogencarbonatreiche Getränke können sogar nachhaltig die Fließeigenschaften des Blutes verbessern.

Hieraus wird auch ersichtlich, dass der Wasser- und Mineralstoff- beziehungsweise Elektrolythaushalt eine unzertrennliche Einheit bilden. Auf jede Veränderung der Elektrolyte beziehungsweise Mineralstoffe, insbesondere von Natrium, folgt eine Bewegung von Wasser. Umgekehrt ist bei einer Veränderung des Wassergehaltes gleichzeitig der Elektrolythaushalt betroffen, der sich entsprechend der Wasserbewegung anpassen muss.

So ist zum Beispiel über Natrium der Wasserhaushalt mit dem weiteren Elektrolythaushalt direkt verbunden. Da Natriumbewegungen von Chloridbewegungen begleitet werden und Chloridbewegungen wiederum mit Bicarbonat- beziehungsweise Hydrogencarbonatbewegungen einhergehen, besteht gleichzeitig eine enge Verbindung von Elektrolyt- und Säure-Basen-Haushalt.

Wasserverlust und Wasserbedarf

Der tägliche Flüssigkeitsbedarf wird in der Hauptsache durch Getränke gedeckt (mindestens 1,5 l). Einen wichtigen Beitrag leisten auch »feste« Nahrungsmittel, die zum Teil einen hohen Wassergehalt aufweisen.

Mit der Nahrung wird dem Körper pro Tag durchschnittlich 0,7 l so genanntes gebundenes Wasser zugeführt. Weitere 0,3 l entstehen durch Verbrennen der im Organismus gespeicherten Kohlenhydrate, Fette und Eiweiße.

Feste Lebensmittel werden je nach Wassergehalt in drei Kategorien eingeteilt: Wasserreiche Lebensmittel haben einen Wassergehalt von 50 – 99 %, halbfeuchte 20 – 50 %. Wasserreiche und halbfeuchte Lebensmittel haben oft nur eine Haltbarkeit von 8 – 14 Tagen. Bei den trockenen Lebensmitteln liegt der Wassergehalt unter 20 %. Diese sind bei trockener, kühler Lagerung lange haltbar.

Die tägliche unbedingt notwendige Wassermenge von 2,5 Litern wird zur Lösung von Substanzen, die mit dem Harn ausgeschieden werden (750 ml – 2 l) und für den Stuhl (150 – 250 ml) sowie zur

Durchschnittlicher Wassergehalt in Lebensmitteln

Wasserreiche Lebensmittel
(50 – 99 % Wasser)

Obst, Gemüse, Milch, Magerquark, Frischfleisch, Frischfisch

Halbfeuchte Lebensmittel
(20 – 50 % Wasser)

Camembert, Räucherschinken, Brötchen, Marmelade, Honig

Trockene Lebensmittel
(bis 20 % Wasser)

Nüsse, Schokolade, Fett, Getreide

Anfeuchtung der Atemluft (350 ml) und zum Ausgleich der Verdunstung durch die Haut (500 ml) benötigt.

Unter Normalbedingungen werden über den Urin täglich 1 – 1,5 Liter ausgeschieden. Wird weniger ausgeschieden, so liegt meist ein Flüssigkeitsdefizit vor. Die Niere versucht dabei, harnpflichtige Substanzen wie Harnstoff, Elektrolyte wie Kalium und begleitende Substanzen in konzentrierter Form auszuscheiden, was zum Beispiel die Bildung von Nierensteinen begünstigen kann. Etwa 15 g Wasser werden pro g dieser löslichen Substanzen benötigt. Jeder Sportler sollte deshalb lernen, Menge und Helligkeit des nach der Nachtruhe gelösten Urins beurteilen zu können. Mit etwas Erfahrung vermag diese auf den ersten Blick unwissenschaftliche Methode erstaunlich zuverlässig Defizite in der Flüssigkeitszufuhr aufzudecken.

> ***Ist der morgendliche Urin konzentriert, liegt häufig ein Flüssigkeitsdefizit vor. Ist der Urin dagegen hell, so ist der Flüssigkeitsverlust ausgeglichen.***

Aufnahme größerer Mengen von mineralstoffarmem bzw. -freiem Wasser bei hohem Flüssigkeitsdefizit / Schweißverlust

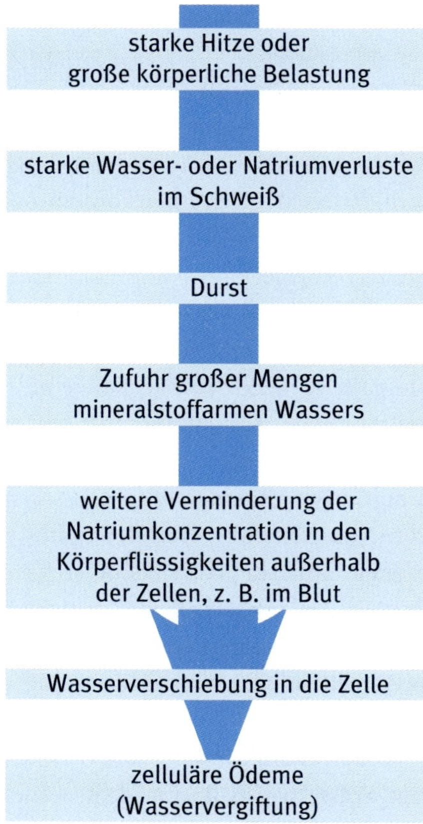

Die über den Stuhl ausgeschiedene Wassermenge erhöht sich bei einer ballaststoffreichen, vegetarisch ausgerichteten Ernährungsweise aufgrund der Quellfähigkeit der Ballaststoffe. Auch bei Durchfall wird die Wasserausscheidung über den Stuhl drastisch erhöht. Ähnliches gilt bei Erbrechen und nach operativen Eingriffen. In diesen Fällen müssen die hohen Wasserverluste zusätzlich ausgeglichen werden, wobei mineralstoffarmes Wasser ungeeignet ist. Bei mineralstoffarmem Wasser kann es wegen auftretenden Wasserverschiebungen in den Zellen zu zellulären Ödemen sowie zu verminderter Nierenfunktion kommen.

Die Regelung der Flüssigkeitsaufnahme erfolgt normalerweise nicht über das Durstgefühl, sondern über gewöhnungsgeprägte Rhythmen, wobei der Schwerpunkt der Getränkeaufnahme meist am Abend ist. Für die aufgenommene Menge ist daher das Gefühl der Sättigung entscheidend. Trinken zum Ausgleich eines Flüssigkeitsdefizits (primäres Trinken) mit entsprechendem »echten« Durstgefühl kann bei Reduktion des extrazellulären oder intrazellulären Volumens ausgelöst werden. Je nach Ausgangszustand ist dazu ein Wasserverlust von 0,5 – 1,5 l notwendig.

Wenn ein Durstgefühl auftritt, liegt schon ein Wasserdefizit vor.

Wird mehr Wasser aufgenommen, als direkt benötigt wird, so wird dies über eine erhöhte Urinausscheidung ohne Probleme ausgeglichen.

Bei gemäßigtem Klima wie in Deutschland gilt bei Erwachsenen, dass das Harnvolumen etwa so groß sein sollte wie die Getränkezufuhr.

Nur gemeinsam mit Natrium kommt das Wasser in den Körper

Mit dem Übergang vom Meeresbewohner zum Landlebewesen ergab sich die Notwendigkeit, spezielle Mechanismen zur möglichst effektiven Vorratshaltung und Konservieung von Wasser und Mineralstoffen zu entwickeln. Neben den Nieren und den Schweißdrüsen fällt dabei dem Magen-Darm-Trakt eine Hauptaufgabe zu. Dabei ist die Wasseraufnahme untrennbar mit den osmotisch wirksamen Bestandteilen des Magen-Darm-Traktes wie Natrium, Chlorid und Bicarbonat beziehungsweise Hydrogencarbonat verbunden. Aufgrund der biologischen Zusammenhänge müssen deshalb nicht nur Wasser, sondern auch entsprechende Mengen an Mineralstoffen und Spurenelementen aufgenommen werden.

D-A.CH.-Richtwerte für die Zufuhr von Wasser

Wasserzufuhr durch Getränke und feste Nahrung ml/kg Körpergewicht u. Tag		Gesamt-Wasser-Aufnahme ml/Tag (1)
Säuglinge		
0 bis 4 Monate	130	680
4 bis 12 Monate	110	1000
Kinder (2)		
1 bis unter 4 Jahre	95	1300
4 bis 7 Jahre	75	1600
7 bis 10 Jahre	60	1800
10 bis 13 Jahre	50	2150
13 bis 15 Jahre	40	2450
Jugendliche und Erwachsene (2)		
15 bis 19 Jahre	40	2800
19 bis 51 Jahre	35	2700
über 51 Jahre	30	2250
Schwangere	35	2700
Stillende	45	3100

1) Bei normaler Energiezufuhr und durchschnittlichen Lebensbedingungen, ohne sportliche Tätigkeit, einschließlich des Wassergehaltes der Nahrung, aber ohne die Wasserbindung bei der biologischen Oxidation.

2) mindestens 1 l, maximal etwa 4 l pro Tag, bei großen Verlusten durch Schweiß noch mehr. Bei Hitzearbeit kann der tägliche Wasserbedarf das Drei- bis Vierfache der angegebenen Werte erreichen, in extremen Situationen über 10 l pro Tag.
Bei normaler Tätigkeit reichen etwa 2 l pro Tag bei einem Standardgewicht von 70 kg.

Tages-Wasserbilanz bei unterschiedlicher Betätigung

Wasserbilanz an einem Tag ohne sportliche Betätigung

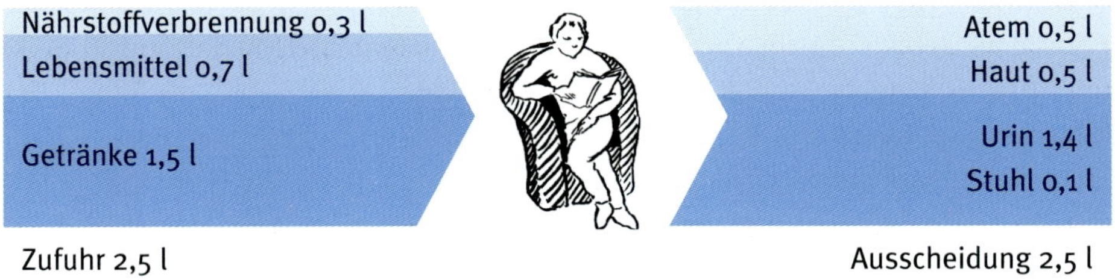

Nährstoffverbrennung 0,3 l
Lebensmittel 0,7 l
Getränke 1,5 l
Atem 0,5 l
Haut 0,5 l
Urin 1,4 l
Stuhl 0,1 l
Zufuhr 2,5 l
Ausscheidung 2,5 l

Wasserbilanz an einem Tag mit leichter sportlicher Betätigung

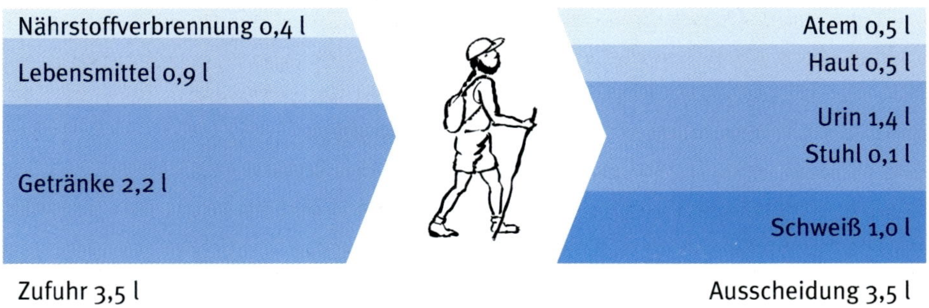

Nährstoffverbrennung 0,4 l
Lebensmittel 0,9 l
Getränke 2,2 l
Atem 0,5 l
Haut 0,5 l
Urin 1,4 l
Stuhl 0,1 l
Schweiß 1,0 l
Zufuhr 3,5 l
Ausscheidung 3,5 l

Wasserbilanz an einem Tag mit intensiver sportlicher Betätigung

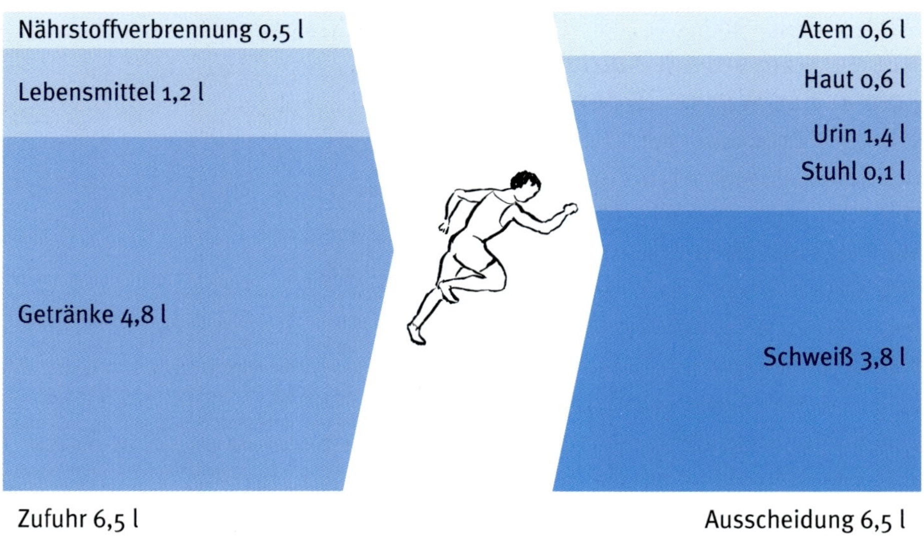

Die Magenpassage

Der Magen ist der erste Ort der Flüssigkeitsaufnahme. Danach wird die Flüssigkeit durch den Darm transportiert, wo die Abgabe ins Blut stattfindet.

Gegenüber Wasser und wasserlöslichen Stoffen verhält sich die Magenschleimhaut wie ein Sieb mit sehr feinen Poren. Wassermoleküle können in beiden Richtungen durch die Magenschleimhaut sowohl vom Magen in das Blut als auch vom Blutplasma in den Magen gelangen. Dennoch ist die Aufnahme von Wasser aus dem Magen bei ausgeglichenem Wasserhaushalt unbedeutend. Lediglich bei bestehendem Flüssigkeitsdefizit, zum Beispiel während oder nach intensiven sportlichen Aktivitäten, kann Wasser bereits vom Magen direkt in den Organismus gelangen.

Je Stunde können etwa 500 – 800 ml Flüssigkeit aus dem Magen an den Darm weitergeleitet werden. Dies ist auch der begrenzende Faktor für die Getränkeaufnahme während sportlicher Tätigkeiten (0,15 - 0,2 Liter pro Viertelstunde).

Die Magenentleerungsgeschwindigkeit wird durch körperliche oder sportliche Aktivität nicht wesentlich beeinflusst. Auch gibt es zwischen trainierten und untrainierten Personen keinen Unterschied in der Magenentleerungsgeschwindigkeit.

Die Magenpassage wird jedoch durch den Zusatz von Energie, z. B. Zucker, verzögert. Dabei hängt die Aufenthaltsdauer der Flüssigkeit im Magen von der Konzentration gelöster Stoffe im Getränk ab. Besonders bei hohem Sauerstoffverbrauch, zum Beispiel beim Sport, kann die Resorptionsverzögerung ausgeprägt sein.

Mit anderen Worten: Natürliches Mineralwasser oder Getränke mit niedriger Kohlenhydrat-(Zucker)-Konzentration verlassen den Magen rasch. Sie liefern aber keine oder nur geringe Energiemengen. Isotonische Sportgetränke auf Fruchtsaftbasis, mit zwei Teilen Mineralwasser und einem Teil Fruchtsaft, verlassen den Magen langsamer, liefern jedoch gleichzeitig mehr Energie, wichtiges Wasser und wertvolle Mineralstoffe.

Isotonische Sportgetränke auf Fruchtsaftbasis im 2:1-Verhältnis, die zudem die Sport-Mineralstoffe Calcium und Magnesium im Ideal-Verhältnis von 2:1 (2 Teile Calcium zu 1 Teil Magnesium) enthalten, sind bei körperlicher oder sportlicher Aktivität von mehr als 60 Minuten zu favorisieren, da diese Getränke zwar etwas länger im Magen verweilen als reines Mineralwasser, aber gleichzeitig Flüssigkeit, Mineralstoffe und Energie für die sportliche und geistige Aktivität liefern.

Stärker konzentrierte Getränke hingegen wie reiner Fruchtsaft oder Cola-Getränke erzeugen einen Wasserübergang vom Blut in das Darmlumen. Dem Organismus wird zur Verdünnung des Getränks kurzfristig Wasser entzogen, wodurch die Aufnahme von Flüssigkeit verzögert und verringert wird.

Schon im 18. Jahrhundert befasste sich der Schweizer Gelehrte Albrecht von Haller auf wissenschaftlicher Basis mit den Ursachen für das Durstgefühl. Seine Folgerungen wurden später als die »Theorie des trockenen Mundes« bekannt. Aufgrund dieser Theorie nahmen noch zu Beginn dieses Jahrhunderts Wissenschaftler an, dass die Trockenheit des Mundes in direkter Beziehung zum Wasserverlust des Körpers steht. Diese Theorie ist zwar schön einfach, sie spiegelt jedoch nicht die wahren Gegebenheiten wider. Heute weiß man, dass die Trockenheit des Mundes lediglich durch die Abnahme der Speichelsekretion bedingt und somit eine Folge des Wasserverlustes ist. Die Trockenheit des Mundes lässt jedoch keinen direkten Schluss auf die Höhe des Wasserverlustes beziehungsweise des Durstes zu.

Für viele Menschen ist der Durst der Gradmesser für die Menge der Flüssigkeitsaufnahme. Unter sportlicher Belastung kann durch diesen Mechanismus der Wasserverlust jedoch nicht vollständig und rechtzeitig ausgeglichen werden.

Temperaturregulation

Die Biomaschine Mensch arbeitet bei der Verbrennung der Nährstoffe Kohlenhydrate, Fett und Eiweiß lediglich mit einem Wirkungsgrad von etwa 30 %. Bei jeder Muskelkontraktion, bei jeder Bewegung gehen 70 % der entstandenen Energie als Wärme verloren. Dabei nimmt mit steigender Arbeitsintensität aktiver Gewebe auch die Menge des für die Energieprozesse benötigten Sauerstoffs zu. Pro Liter Sauerstoff, der während der Muskelaktivität verbraucht wird, werden etwa 4 kcal (16 kJ) Wärme und etwa 1 kcal (4 kJ) Energie für mechanische Arbeit erzeugt.

Bei jeder Muskelkontraktion, ob im Sport oder am Schreibtisch, werden rund drei Viertel der benötigten Energie als Wärme frei.

Bei maximaler Belastung kann sich die Produktion der Körperwärme sogar verzehnfachen.

Sportliche oder körperliche Aktivität erzeugt Wärme und kann die Körpertemperatur erhöhen. Eine Wärmeproduktion von 20 – 25 kcal pro Minute würde die Körpertemperatur alle 5 – 7 Minuten um 1 °C erhöhen.

Der Körper muss die überschüssige Wärme abgeben, um eine Überhitzung des Körpers und Gesundheitsrisiken zu vermeiden.

Die im Muskel erzeugte Wärme wird vom zirkulierenden Blut aufgenommen, das im Vergleich zum arbeitenden Muskel relativ kühl ist. Wie viel Wärme auf diesem Wege abgeleitet werden kann, hängt vom Temperaturunterschied zwischen Muskel und Blut sowie von der Durchblutung des Muskelgewebes ab. Ein gut durchbluteter Muskel kühlt besser und kann bei körperlicher Aktivität die Wärmeabgabe um das 20- bis 25fache erhöhen und hierdurch eine Überhitzung vermeiden, indem das Blut die Wärme zur Körperoberfläche transportiert, und diese dort über die relativ kühle Haut abgegeben wird.

Bei anhaltender körperlicher Aktivität kann es trotz Wärmeabgabe an das Blut zu einer Erhöhung der Körpertemperatur kommen. In dieser Phase sind die Schweißbildung und die beim Verdunsten des Schweißes dem Körper entzogene Wärme die entscheidenden Regulationsmechanismen. Jeder Milliliter Schweiß, der auf der Hautoberfläche verdunstet, bewirkt einen Wärmeverlust von etwa 0,6 kcal (2,5 kJ). Dies entspricht einem Kühleffekt von 580 – 600 kcal/l. Dieser Wert entspricht der vollständigen Verdunstung auf der Haut. Häufig jedoch tropft ein Teil des Schweißes ab, ohne zu verdunsten. Die zum Kühlen benötigte Schweißmenge vergrößert sich hierdurch, und damit vergrößert sich auch der Wasserbedarf.

Sport in der Hitze

Je höher die Umgebungstemperatur ist, desto weniger Wärme kann durch Strahlung und Wärmeströmung abgegeben werden. Die Temperaturregulation über die Schweißproduktion reicht oftmals nicht aus. Die Intensität der sportlichen oder einer anderen körperlichen Aktivität sollte reduziert werden.

Einfluss der Kleidung

Mehrschichtenbekleidung, Trainings- oder Schutzanzüge aus Nylon (bei American Football, Eishockey, Fechten) können die Schweißverdunstung sogar

Abhängigkeit der Kühlmöglichkeiten des Körpers von Umgebungsfaktoren

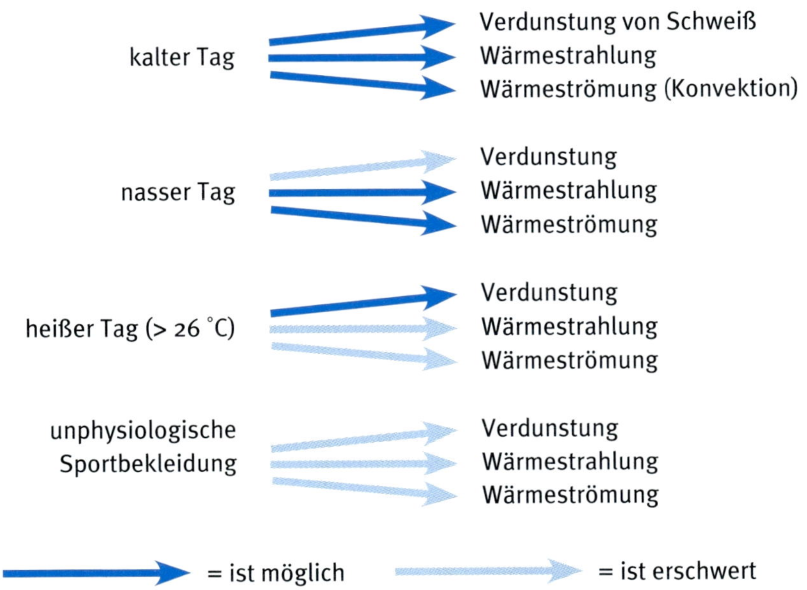

1 ml Schweiß	=	0,6 kcal Wärmeabgabe
1 l Schweiß	=	600 kcal Wärmeabgabe
maximale Schwitzrate	=	30 ml/min = 1,8 l/h
maximale Wärmeabgabe mittels Schweiß	=	20 kcal/min = 1.200 kcal/h
maximale Wärmeproduktion	=	25 kcal/min = 1.500 kcal/h
Unterschied zwischen maximaler Wärmeabgabe und Wärmeproduktion		5 kcal/min = 300 kcal/h = Überhitzungsgefahr (Anstieg der Körperkerntemperatur)

hemmen. Auch Strahlung und Wärmeströmung werden auf diese Weise größtenteils gestoppt, sodass die Wärmeabgabe insgesamt auf kritische Werte reduziert werden kann.

Mehr Schweißverlust bei hoher Luftfeuchtigkeit

Auch an Tagen mit hoher Luftfeuchtigkeit ist die Schweißverdunstung verringert. Der Körper ist praktisch ständig schweißnass, und die Schweißtropfen fallen herunter - eine sehr ineffiziente Art der Körperkühlung. In dieser Situation kann die Wärmeabgabe schwer beeinträchtigt sein, insbesondere wenn gleichzeitig hohe Umgebungstemperaturen herrschen, welche zusätzlich die Strahlung und Wärmeströmung vermindern. Unter solchen klimatischen Voraussetzungen durchgeführte sportliche Aktivitäten können deshalb für den Sportler eine potenzielle Gesundheitsgefährdung bedeuten, wenn es in dieser Situation nicht zu einer ausreichenden Flüssigkeitszufuhr mit mineralreichen Getränken kommt.

Die Schweißverluste steigen bei höherer Luftfeuchtigkeit, da ein großer Teil des Schweißes abtropft, statt auf der Haut zu verdunsten. Die Schweißmenge ist ebenfalls abhängig von der Belastungshöhe, von der Temperatur, vom Wind und von der Kleidung, die man trägt.

Durst ist grundsätzlich der Ausdruck einer negativen Wasserbilanz. Ein Durstgefühl stellt sich spätestens ein, sobald der Wassergehalt des Körpers um etwa 1 % des Körpergewichts abnimmt (= 0,7 l bei einer 70 kg schweren Person).

Einfluß der relativen Luftfeuchtigkeit auf Schweißbildung und Kühleffekt

relative Luftfeuchtigkeit	nötige Schweißmenge, um den Körper um 500 kcal zu kühlen
10 %	1 – 1,5 Liter
30 %	1,5 – 2,0 Liter
50 %	2,0 – 3,0 Liter
70 %	3,0 – 4,0 Liter

Sport im Sommer

An heißen Tagen mit normaler oder geringer Luftfeuchtigkeit wird die Wärmeabgabe über Strahlung und Wärmeströmung minimal sein. Die Schweißverdunstung hat hier die Hauptaufgabe zu leisten. Sehr hohe Schweißverluste sind in dieser Situation keine Seltenheit. Eine ausreichende Flüssigkeitszufuhr zur Vermeidung von Wassermangel und Wärmestau ist für die Gesundheit von erstrangiger Bedeutung.

Kälte und Wind

An kalten, windigen Tagen mit normaler oder geringer Luftfeuchtigkeit ist die Wärmeabgabe maximal. Solche Umgebungsbedingungen sind für Sportler, die maximale Wärmemengen erzeugen, optimal, da die Wärme weitgehend durch Strahlung und Wärmeströmung abgeführt wird und nur in begrenztem Maße durch Schwitzen abgeführt werden muss. Die Wärmeströmung kann bei größeren Windgeschwindigkeiten sowie beim

Abhängigkeit der Schweißmenge von Tätigkeit und Sonneneinstrahlung (Angabe der Schweißproduktion in Liter pro Stunde)

Lufttemperatur in °C		26	32	38	43
Wanderung	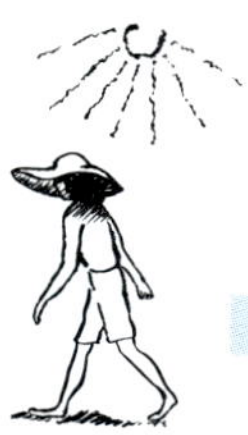	0,40	0,70	1,00	1,40
Sonnenbad	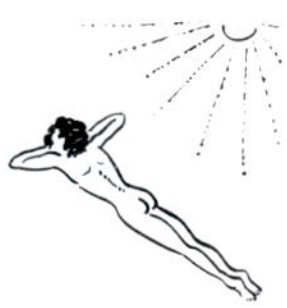	0,20	0,40	0,70	1,00
Ruhe im Schatten	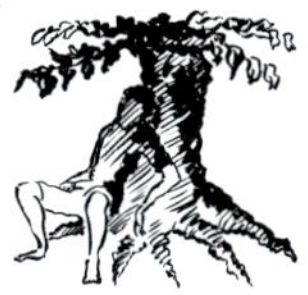	0,05	0,10	0,20	0,60

Schwitzrate: Die Belastungsintensität und die Umgebungstemperatur bestimmen den Wasserverlust

HFmax*	bei 10 °C	bei 15 °C	bei 20 °C	bei 25 °C	bei 30 °C
70 % (60 kg)	700	700	900	1000	1200
70 % (80 kg)	1000	1000	1200	1350	1500
85 % (60 kg)	950	950	1100	1300	1500
85 % (80 kg)	1300	1300	1500	1550	1850

* ungefährer Flüssigkeitsverlust in Abhängigkeit von Außentemperatur, Körpergewicht und Grad der Anstrengung im Bezug auf die maximale Herzfrequenz in Milliliter pro Stunde.

Schwimmen durch die Wasserströmung sehr stark zunehmen. Bei Langsamläufern und auch Schwimmern, die relativ wenig Wärme erzeugen, kann es sogar zur Unterkühlung kommen, wenn sie zu wenig oder nur leichte Kleidung tragen.

Trinken während der sportlichen Tätigkeit unterstützt die Temperaturregulation. Eine Getränkeaufnahme erhöht neben der Möglichkeit des Schwitzens auch die Fähigkeit zur Strahlung und Wärmeströmung. Das richtige Trinken bewirkt eine verbesserte Durchblutung, vermehrte Sekretion und verbesserte Abkühlung. Der gesamte Wärmeaustausch wird durch das richtige Trinken verbessert.

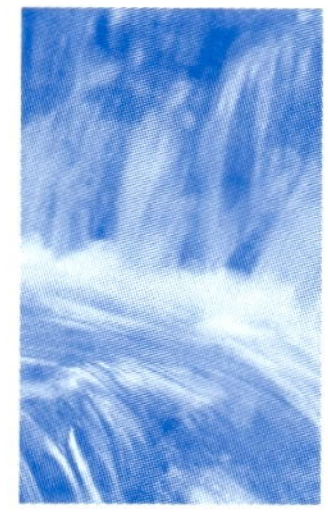

»Im Schweiße deines Angesichts sollst du dein Brot essen.«
1. Moses 3,19

Schweiß – ein mineralstoffreiches Wasser

Besonders Ausdauersportler und Kraftausdauersportler können in Abhängigkeit von Umgebung, Klima und Intensität der sportlichen Aktivität im Verlauf des Wettkampfes oder Trainings ihr Körpergewicht erheblich abbauen. Dieser Gewichtsverlust ist in erster Linie ein Flüssigkeitsverlust.

> ***Bei Marathonläufen sind insbesondere bei warmem Wetter Flüssigkeitsverluste von mehr als vier Litern beobachtet worden. Bei beruflicher Arbeit können während einer Acht-Stunden-Schicht unter sehr heißen Arbeitsbedingungen Schweißverluste von sechs und mehr Litern eintreten.***

Die Schweißmenge ist direkt abhängig von der Intensität der sportlichen oder körperlichen Belastung. So nimmt nicht nur der Energieverbrauch, sondern auch entsprechend die Schweißproduktion mit steigender Laufgeschwindigkeit zu. Je mehr Energie produziert wird, umso mehr Wärme muss abgeführt werden, umso höher ist die notwendige Schweißproduktion.

Woher kommt der Schweiß?

Das Wasser, das wir ausschwitzen, kommt nicht von irgendwo her. Bei Langzeitbelastungen wird vor allem extrazelluläre Flüssigkeit ausgeschieden. Interessanterweise gilt dasselbe für die Sauna, in der wir ohne jede Anstrengung schwitzen. Zum Ausgleich dieser Schweißverluste sind deshalb natriumhaltige Getränke sinnvoll, da in erster Linie natriumreiche Flüssigkeiten einen Wasserausgleich außerhalb der Zellen und somit im Blut bewirken.

Bei Belastungen, bei der die Energie über den aeroben Abbau der gespeicherten Kohlenhydrate gewonnen wird,

Schweißproduktion bei unterschiedlicher Belastungsintensität

Belastungsintensität	Schweißverlust
Mäßige Belastung (kein sichtbarer Schweiß)	etwa 0,5 l/Stunde
Intensive Belastung (deutlich sichtbarer Schweiß)	etwa 1 l/Stunde
Extreme Belastung, z. B. in Wettkampfsituationen (fließender Schweiß)	etwa 1,5 l/Stunde

stammt ein Teil des Schweißes aus intrazellulärer Flüssigkeit. Dies wird unter anderem durch die Energiefreisetzung der gespeicherten Kohlenhydrate ermöglicht. Ein Sportler, der zum Beispiel 300 g Glykogen verbrennt, stellt damit auch fast einen Liter Wasser aus dem Stoffwechsel bereit. Diese Menge Wasser steht dem Körper zur Kühlung zur Verfügung.

Die Herkunft des Schweißes ist von der Belastungshöhe abhängig. Bei intensiver Belastung stammt das Wasser auch aus dem Zellbestand, bei Langzeitbelastungen oder beim Saunagang stammt das Wasser fast ausschließlich aus dem Bestand außerhalb der Zellen, zum Beispiel aus dem Blut.

Was passiert bei Wassermangel?

Es ist wichtig, dass der Sportler sich der Risiken bewusst ist, die hohe Schweißverluste mit sich bringen können, wenn keine ausreichende Flüssigkeitsaufnahme erfolgt. Denn das Thermostat, das die Körpertemperatur überwacht, ist viel wirksamer als der Mechanismus, der den

Symptome des Wassermangels

Wassermangel in % des Körpergewichtes

1 – 5 %	6 – 10 %	11 – 20 %
Durst, Unbehagen, Bewegungseinschränkung, Appetitlosigkeit, Hautröte, Ungeduld, Schläfrigkeit, erhöhte Herzfrequenz, erhöhte Körpertemperatur, Übelkeit, mentale Leistungsfähigkeit wie Konzentration, Koordination, Reaktion und Lernfähigkeit werden verringert	Schwindelgefühl, Kopfschmerzen, Atemnot, Gehunfähigkeit, Kribbeln in den Gliedern, vermindertes Blutvolumen, erhöhte Blutkonzentration, Ausbleiben der Speichelbildung, Sprechschwierigkeiten	Delirium, Krämpfe, geschwollene Zunge, Unfähigkeit zu Schlucken, Schwerhörigkeit, verschleiertes Sehen, runzelige Haut, empfindungslose Haut, Schmerzen beim Harnlassen

Die Zahlen und Symptome geben Anhaltspunkte.
Sie eignen sich nicht zur Bestimmung der absoluten Grenze eines erlaubten Wassermangels, da es eine Vielzahl von Einflussgrößen auf noch tolerierbare Flüssigkeitsverluste gibt. Grenzwerte sind vom Individuum und von der Umgebungssituation abhängig.

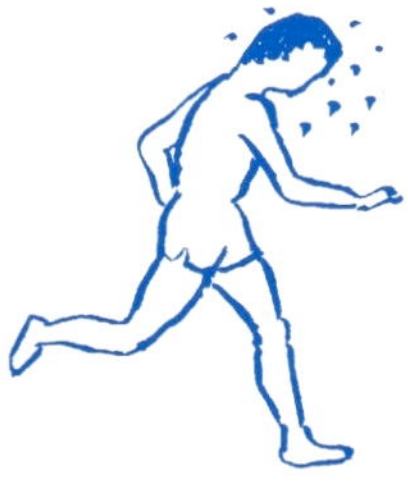

Wasserhaushalt reguliert. Das bedeutet, für den Organismus hat die Temperatursteuerung Vorrang vor dem Wasserhaushalt. Da die Wasservorräte begrenzt sind, wird ein größerer Wasserverlust schnell gefährlich: Bei einem Wasserdefizit, das 10% des Körpergewichtes entspricht, treten bereits ernste gesundheitliche Störungen auf.

Eine erste Folge des Schweißverlustes ist eine Verringerung der Blutflüssigkeit. Das Blut dickt ein. Diese Abnahme des Plasmavolumens kann leicht 15 – 20% des Ausgangsvolumens erreichen. In dieser Situation nimmt die Fließeigenschaft des Blutes ab, und die Versorgung der Muskelzellen mit Sauerstoff und Nährstoffen ist geschwächt, da auch die Durchblutung der äußeren Körperbereiche abnimmt und somit der An- und Abtransport notwendiger Nährstoffe erschwert wird. Die möglichen negativen Folgen reichen von der Leistungsverminderung bis hin zu Muskelkrämpfen und Überhitzung.

Folgen eines unausgeglichenen Schweißverlustes

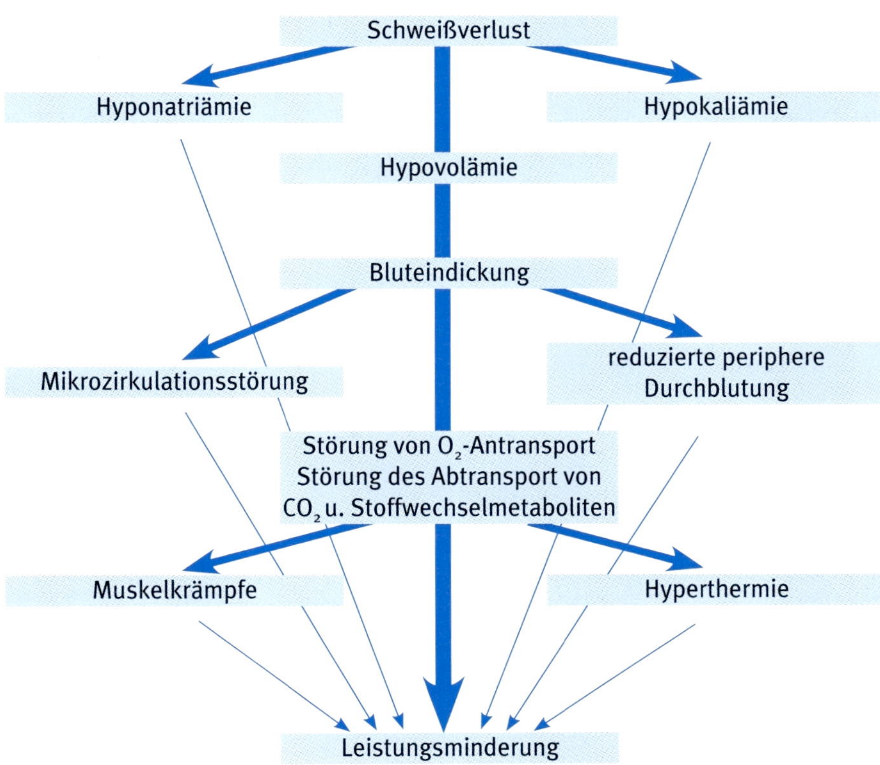

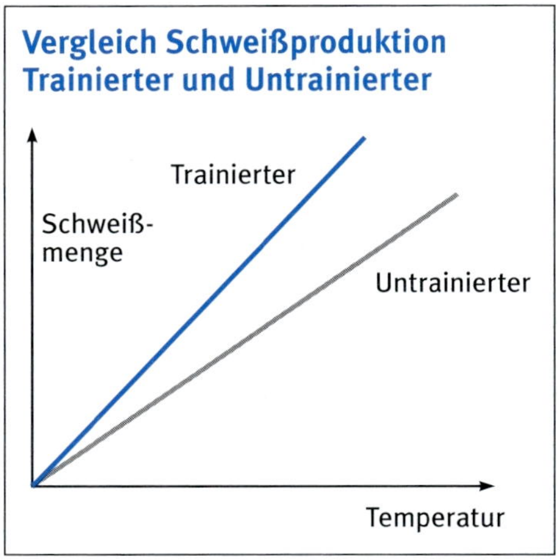

Richtiges Training verbessert Schutz vor Hitzschlag

Zwischen dem Wasserdefizit im Körper und der Körpertemperatur besteht ein enger Zusammenhang. Je größer die Flüssigkeitsverluste und je höher das Wasserdefizit, desto höher ist auch die Körpertemperatur.

Dabei schwitzen ausdauertrainierte Athleten wirksamer als Untrainierte. Das hat die angenehme Folge, dass bei den Trainierten die Körpertemperatur langsamer ansteigt als beim Untrainierten. Umgekehrt bedeutet dies, dass bei weniger Trainierten oder bei Sportbeginnern die Körpertemperatur stärker und schneller ansteigt.

Gerade die unterschiedliche Schwitzfähigkeit und Schweißproduktion von trainierten und untrainierten Menschen besitzt für die Sportpraxis eine wichtige Bedeutung. Dies gilt vor allem bei Volksläufen oder anderen Sport-Veranstaltungen, bei denen vom Trainingszustand her sehr unterschiedlich vorbereitete Aktive teilnehmen. Während beispielsweise ein gut trainierter Läufer einen Volkslauf problemlos ohne Flüssigkeitszufuhr durchstehen kann, könnte einem Untrainierten im selben Wettkampf bei gleichem Verhalten ein Hitzschlag drohen. Es spielt hier praktisch keine Rolle, dass der gute Athlet das Rennen in einer höheren Geschwindigkeit läuft. Beobachtungen bei Volksläufen zeigen, dass bei kritischen Wetterverhältnissen fast nur Teilnehmer wegen Hitzeschlägen ins Krankenhaus eingewiesen werden müssen, die erst 2 – 3 Monate vor dem Ereignis mit dem Training begannen. Eine gute Leistung allein garantiert dabei keinen Schutz vor einer Überhitzung, denn auch wer ohne viel Training aufgrund von Talent gute Ergebnisse erzielt, ist gefährdet. Nur ein regelmäßiges Training verbessert die Schwitzfähigkeit und die Schweißproduktion und stellt in Verbindung mit dem richtigen Trinkrhythmus eine gute Vorbeugung gegen einen Hitzekollaps dar.

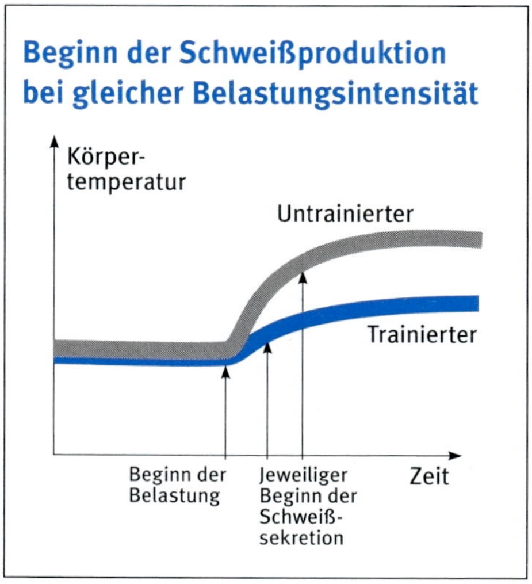

Mit dem Körperschweiß werden auch Elektrolyte (Mineralstoffe und Spurenelemente) ausgeschieden. Das Ausmaß des Mineralstoff- und Spurenelementeverlustes hängt von einer Reihe von Faktoren ab. Bei starker Schweißproduktion, zum Beispiel bei Aktivitäten im heißen Klima, werden einige Mineralstoffe, zum Beispiel Natrium, in größeren Mengen ausgeschieden. Gut trainierte Personen entwickeln daher die Fähigkeit, die Menge der mit dem Schweiß ausgeschiedenen Mineralstoffe zu reduzieren. So ist zum Beispiel die Konzentration von Natrium im Schweiß bei Untrainierten oder Sportbeginnern höher als im Schweiß von gut trainierten Sportlern.

Mineralstoffgehalt im Ganzkörperschweiß

Mineralstoff	mg/l	durchschnittliche Menge/l
Natrium	413 – 1.091	752
Chlorid	533 – 1.495	1.014
Kalium	121 – 225	173
Calcium	13 – 67	40
Magnesium	4 – 34	20

Große Unterschiede in Bezug auf die Zusammensetzung gibt es jedoch zwischen den Schweißabsonderungen der einzelnen Körperregionen. So enthält zum Beispiel der Schweiß vom Unterarm viel

Physiologische Anpassungen durch Training

Trainingsauswirkung	physiologischer Effekt
verbesserte Hautdurchblutung	Transport der metabolischen Wärme aus dem Körperinneren zur Körperschale
bessere Blutverteilung	angemessene Zirkulation zu Haut und Muskeln für die metabol. und therm. Anforderung → größere Blutdruckstabilität während des Trainings
geringere Wärmeschwelle für die Schweißsekretion	Kühlung durch den Schweiß beginnt schneller → niedrigere Endtemperatur
bessere Schweißverteilung über die Hautoberfläche	optimale Nutzung effektiver Oberfläche zur Verdunstung
höhere Schweißrate	maximierte Verdunstung
geringere Elektrolytkonzentration des Schweißes	verdünnter Schweiß bewahrt die Elektrolyte in der extrazellulären Flüssigkeit

mehr Kalium als der Schweiß vom Rücken. Ein brauchbares Gesamtbild lässt sich nur durch die Gewinnung des Ganzkörperschweißes erstellen.

Die Konzentration an Mineralstoffen und Spurenelementen im Gesamtkörperschweiß ist bei Freizeitsportlern höher als im Schweiß von Hochleistungssportlern. Die Gesamtkonzentration aller Elektrolyte nimmt mit der Schweißmenge und der Dauer der sportlichen Betätigung ab. Auch wenn der Gesamt-Mineralstoffgehalt abnimmt, trifft dies bei einigen Mineralstoffen wie Natrium nicht zu. Im Gegenteil. Die Natriumkonzentration steigt mit Dauer der sportlichen Betätigung an.

Da mit dem Schweiß nicht nur Wasser, sondern ebenfalls Mineralstoffe und Spurenelemente ausgeschieden werden, führt eine mineralstoffarme oder -freie Wasserzufuhr nicht zu einer Normalisierung des Körpergewichtes.
Wenn nicht genügend Mineralstoffe im Getränk vorhanden sind, kann das getrunkene Wasser nicht im Organismus gebunden werden. Es kommt zu einer zusätzlichen Wasserausscheidung.

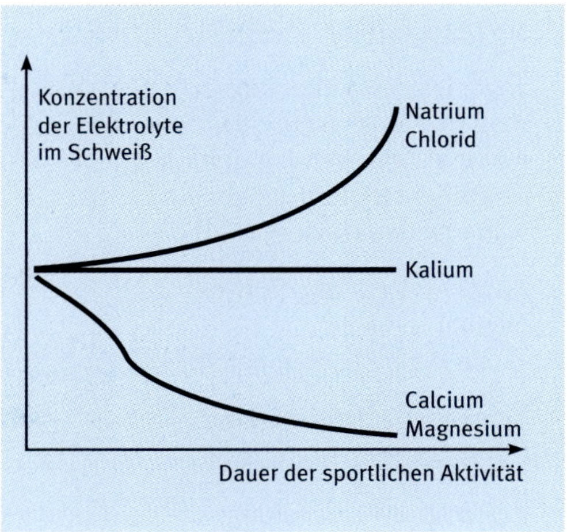

Natrium- und Chloridgehalt im Schweiß steigen mit Dauer der sportlichen Betätigung an, da Natrium zu Beginn der sportlichen Aktivität durch eine Pumpe aktiv rückresorbiert wird. Das Natrium wird nach einiger Zeit nicht mehr aus dem Primärschweiß zurückgeholt, sodass die Konzentration im Schweiß im Verlauf der sportlichen Aktivität ansteigt. Chlorid folgt dem Natrium.
Calcium und Magnesium werden aktiv sekretiert. Ist die Kapazität nach einiger Zeit ausgeschöpft, wird pro Liter Schweiß immer weniger Calcium und Magnesium ausgeschieden.

»Alles ist Wasser.«
Thales von Milet

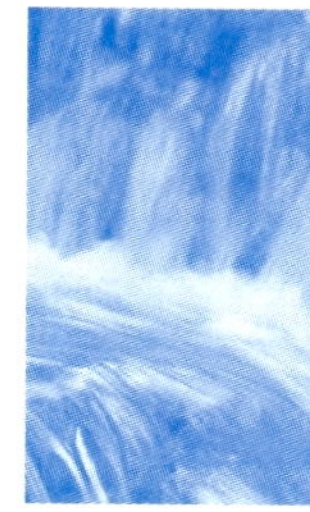

Wasser – ein wertvoller Rohstoff

Etwa 71 % der Erdoberfläche sind von Wasser bedeckt. Das entspricht rund 1,4 Milliarden km^3, davon 2,4 % auf dem Festland. Vor allem von den Ozeanen, aber auch von der Oberfläche des Festlandes steigt unter Sonneneinwirkung verdunstetes Wasser auf. Bei Abkühlung in höheren Luftschichten oder nachts kondensiert es und kehrt als Niederschlag zur Erde zurück. Dieser sammelt sich in Oberflächengewässern, die dem Meer zufließen, oder versickert im Boden.

97,2 % des gesamten Wasservorkommens der Erde sind Salzwasser, weitere 2,14 % liegen gefroren als Eiskappen der Pole und als Gletscher vor. Nur 0,64 % sind Süßwasser.

Deutschland ist verhältnismäßig niederschlags- und damit wasserreich.

Stellt man sich die gesamte Wassermenge der Erde als Füllung einer Badewanne (150 l) vor, dann wären davon:

3,2 l	das gefrorene Süßwasser der Pole und Gletscher
1,0 l	Grundwasser
0,02 l	Oberflächenwasser
145,8 l	und der Rest: Salzwasser

Der Wasserkreislauf besteht seit Millionen von Jahren. Die ersten Regen der Urzeit fielen im Archaikum, vor rund 2 Milliarden Jahren. Erste Meere entstanden im Kambrium vor etwa 600 Millionen Jahren.

Oberflächenwasser, Grundwasser, Tiefenwasser

Niederschläge fließen zu einem Teil als Oberflächenwasser auf der Erdoberfläche ab und sammeln sich dort in Rinnsälen, Bächen, Flüssen und Seen. All dieses Wasser kann heute in unserem Lebensraum nur noch in seltenen Ausnahmefällen als Trinkwasser verwendet werden. In Trinkwassergewinnungsanlagen muss es zu Trinkwasser aufbereitet werden.

Ein Teil des Niederschlagswassers dringt in den Untergrund ein, wo es den Grundwasservorrat ergänzt; hier nehmen es z. B. die Pflanzen mit Hilfe ihrer Wurzeln zur Aufrechterhaltung ihres Wasserhaushalts auf. Bei ausreichender Filterung während der Bodenpassage kann dieses Grundwasser Trinkwasserqualität bekommen.

Tiefenwasser entstammt zum größten Teil dem Niederschlagswasser. Hinzu kommen vom Magma im Erdinneren abgegebene Wasseranteile.

Wasser, das in den tieferen Untergrund versickert, wird auf seiner Wanderung durch Erd- und Gesteinsschichten von Stoffen reingefiltert, die durch Menschenhand im oberirdischen Teil des Wasserkreislaufs ins Wasser gelangt sind, zum Beispiel Industriestäube, Nitrat, Reifenabrieb von Straßen, Verbrennungsrückstände aus der Luft. Ferner kann sich dieses Tiefenwasser mit Mineralstoffen und Spurenelementen aus der Erdkruste anreichern.

Die bekannte Lösungsfähigkeit des Wassers ist der Grund dafür, dass es beim Durchfließen des Gesteins Mineralstoffe und Spurenelemente aufnimmt.

Zu den geochemischen Vorgängen gehört auch die Anreicherung mit Kohlensäure. Sie kann dem Tiefenwasser in beträchtlicher Menge durch vulkanische Vorgänge zugeführt werden. 1 Liter abgekühltes Magma setzt etwa 80 Liter Kohlensäure frei. Die Kohlensäure erhöht wiederum das Lösungsvermögen des Wassers. Das Wasser wird mineralstoffreicher.

Quellwasser, Tafelwasser, Heilwasser

Nicht jedes Wasser, das in Flaschen verkauft wird, ist natürliches Mineralwasser. Es gibt auch so genannte Quellwässer und Tafelwässer.

Quellwasser entstammt zwar einem unterirdischen Wasservorkommen, muss jedoch nicht das Kriterium der ursprünglichen Reinheit erfüllen und braucht keine ernährungsphysiologischen Wirkungen zu haben.

Tafelwasser wird industriell hergestellt. Es kann künstlich aus verschiedenen Wässern, zum Beispiel Trinkwasser und Mineralwasser, gemischt werden. Ihm dürfen Meerwasser, Sole, bestimmte zugelassene Zusatzstoffe sowie Kohlendioxid zugesetzt werden.

Eine Sonderstellung nimmt das Heilwasser ein. Heilwasser ist ein so genanntes Fertigarzneimittel. Wie natürliches Mineralwasser ist es ursprünglich rein, es unterliegt jedoch dem Arzneimittelgesetz und benötigt eine amtliche Zulassung als Heilmittel. Dazu bedarf es eines Nachweises seiner therapeutischen Wirksamkeit nach den neuesten wissenschaftlichen Methoden. Es dient der Vorbeugung, Linderung und Heilung von Krankheiten. Heilwässer werden häufig bei Magenbeschwerden, Verdauungsstörungen, Appetitmangel oder bei urologischen Erkrankungen, zum Beispiel Blasenleiden, eingesetzt. Eine Übersicht über Heilwässer und ihre Wirkung finden Sie auf den folgenden Seiten.

Mineralwasser

Natürliches Mineralwasser ist ein Lebensmittel und das einzige Getränk, das nach dem Gesetz »ursprünglich rein« sein muss. Ursprünglich rein bedeutet, dass es von vor Verunreinigungen geschützten Wasservorkommen stammen muss. Anthropogene, das heißt durch Menschenhand verursachte Verunreinigungen dürfen nicht vorkommen. Auch eine Aufbereitung darf natürliches Mine-

Überblick über die Wirkung unterschiedlicher Heilwässer bei Beschwerden

Beschwerden	Heilwasser	Wirkung
Chronische Magenschleimhautentzündung	Natrium- und Calcium-Hydrogencarbonathaltige Heilwässer	Schleimhautschonung und Entzündungshemmung
Magensäureproduktion: – zu viel	Hydrogencarbonathaltige Heilwässer	Pufferung der überschüssigen Magensäure, Normalisierung der Säureproduktion
– zu wenig	Natrium-Chlorid- und kohlensäurehaltige Heilwässer	Anregung der Säureproduktion und Durchblutungsförderung
Funktionsstörungen von Leber, Gallenblase und Bauchspeicheldrüse	Sulfathaltige Heilwässer	Anregung und Normalisierung der Produktion und Absonderung von Galle und Verdauungssaft der Bauchspeicheldrüse, Förderung der Entleerung der Gallenblase
Chronische Stuhlverstopfung	Sulfathaltige Heilwässer	Anregung der Darmtätigkeit, Verminderung der Stuhlhärte
Diabetes mellitus (Zuckerkrankheit)	Hydrogencarbonathaltige Heilwässer	Unterstützend durch Verbesserung der Insulinwirkung und verbesserte Glykogenspeicherung
Erhöhter Blutharnsäurespiegel und Gicht	Hydrogencarbonathaltige Heilwässer	Steigerung der Harnsäureausscheidung aus dem Blut, Verbesserung der Harnsäurelöslichkeit im Harn, Vermeidung von Harnsteinbildung
Calciummangel, Knochenschwund, Allergien	Calciumhaltige Heilwässer	Ausgleich des Calciummangels, Dämpfung der allergischen Reaktion
Magnesiummangel	Magnesiumhaltige Heilwässer	Ausgleich des Magnesiummangels
Harnsäuresteine, Zystin- und Xanthin-Harnsteine	Hydrogencarbonathaltige Heilwässer	Erhöhung des pH-Wertes des Harns, Vorbeugung von Auskristallisation

Wichtig für die Wirkung eines Heilwassers ist stets das Zusammenspiel all seiner Mineralstoffe und Spurenelemente. Auf dem Etikett jedes Heilwassers finden Sie sowohl dessen Zusammensetzung als auch eine Empfehlung zur Dosierung. Auch Ihr Arzt informiert Sie gerne. Nach: Bäderkalender, Beitrag Wagner/Peil.
www.baederkalender.de/broschuere

Überblick über die Wirkung unterschiedlicher Heilwässer bei Beschwerden

Beschwerden	Heilwasser	Wirkung
Chronische Harnsteinbildung: Calcium-Oxalsäuresteine	Heilwässer mit einem Calciumgehalt, der max. das 2,5-fache des Magnesiumgehaltes beträgt, und mit hohem Hydrogencarbonatgehalt	Verhinderung der Oxalataufnahme im Darm durch Calcium, steinbildungshemmende Wirkung von Magnesium und Hydrogencarbonat
Carbonat- und Phosphat-Harnsteine	Sulfathaltige Heilwässer	Senkung des pH-Wertes des Harns, Vorbeugung von Auskristallisation
Eisenmangelzustände z. B. nach Blutverlust und Infekten	Eisenhaltige Heilwässer	Ausgleich des Eisenmangels
Harnwegsinfekte	Calcium-Magnesium-Hydrogencarbonathaltige Heilwässer	Entzündungshemmende Wirkung von Calcium und Magnesium, Neutralisierung des Entzündungsmilieus durch Hydrogencarbonat
Vorbeugung von Zahnkaries	Fluoridhaltige Heilwässer	Zahnschmelzhärtende Wirkung, Hemmung der Säurebildung von Mundbakterien

Wichtig für die Wirkung eines Heilwassers ist stets das Zusammenspiel all seiner Mineralstoffe und Spurenelemente. Auf dem Etikett jedes Heilwassers finden Sie sowohl dessen Zusammensetzung als auch eine Empfehlung zur Dosierung. Auch Ihr Arzt informiert Sie gerne. Nach: Bäderkalender, Beitrag Wagner/Peil. www.baederkalender.de/broschuere

ralwasser nicht erfahren, mit Ausnahme der Zugabe von Kohlensäure und dem Entfernen verschiedener unerwünschter natürlicher Bestandteile wie Eisen und Schwefel. Durch diese gesetzlichen Regelungen nimmt das Mineralwasser eine Sonderstellung unter allen Getränken ein.

Wie entstehen Mineralwasserquellen?

Quellen, nicht nur Mineralwasserquellen, bilden sich allgemein dort, wo die wasserführende Schicht die Erdoberfläche schneidet (Schichtquellen) oder wo durch die geologischen Gegebenheiten Grund- oder Tiefenwasser gestaut und zum Austritt gezwungen wird (Überlaufquellen).

Wasser kann in der Erdkruste auch der Schwerkraft entgegen nach oben steigen, wenn es sich erwärmt oder durch Kohlensäuredruck nach oben gepresst wird. Durch Kluftsysteme, vornehmlich an Verwerfungsstellen der Erdkruste, kann das Wasser bis zur Oberfläche gelangen und hier austreten (Verwerfungsquellen). Steigt das Wasser infolge eines Überdrucks des Tiefenwassers auf, zum Beispiel durch den Druck der natürlichen Kohlensäure, spricht man von »artesischen Quellen«. Liegt die Wassertemperatur von Quellen über 20 °C, heißen sie »Thermen«.

Reichhaltige Wasservorkommen werden durch Bohrungen erschlossen, die bis in mehrere hundert Meter Tiefe hinabreichen können. Die meisten Bohrtiefen deutscher Mineralquellen liegen bei 100 m. Nur wenige, ausgewählte Mineralwässer haben eine noch größere Tiefe. Sie können bis zu 300 und mehr Meter Tiefe betragen. Je tiefer und wärmer eine Quelle, desto mineralstoffreicher ist sie. Das Mineralwasser sprudelt dann entweder durch natürlichen Kohlensäuredruck hervor (»Sprudel«), oder es wird mit Hilfe von Pumpen an die Erdoberfläche gefördert.

Mineralquellen mit mineralstoffreichem Wasser kommen in Deutschland nur in ganz bestimmten Gebieten vor. Es sind solche Gegenden, in denen im Allgemeinen vor etwa 70 – 200 Millionen Jahren vulkanische Aktivitäten auftraten. Hier hat das Wasser die Möglichkeit, über Kluftsysteme viele verschiedene Gesteinsschichten zu durchlaufen und dabei in größeren Mengen Mineralstoffe und Spurenelemente aufzunehmen. Entsprechend der Gesteinsschichten haben sich die Wässer unterschiedlich mit Mineralstoffen und Spurenelementen angereichert.

Amtliche Anerkennung

Die Reinheit jedes Mineralwassers wird durch ein umfangreiches behördliches Verfahren überprüft. Die rund 200 verschiedenen Untersuchungen umfassen geologische und hydrologische sowie chemische und mikrobiologische Prüfungen.

Bei der Begutachtung der ernährungsphysiologischen Wirkungen geht man erfahrungsgemäß davon aus, dass ein Wasser mit mehr als 1.000 mg (= 1 g) gelösten festen Bestandteilen pro Liter ernährungsphysiologisch günstige Wirkungen besitzt. Wenn diese Mindestmengen an gelösten Bestandteilen wie Mineralstoffe oder Spurenelemente im Wasser nicht enthalten sind, muss nach dem Gesetz das Mineralwasser die ernährungsphysiologischen Wirkungen durch wissenschaftliche Gutachten nachweisen.

Nur wenn alle Untersuchungen zu einwandfreien Ergebnissen gelangen, wird die so genannte »amtliche Anerkennung« erteilt. Mit ihr wird die ursprüngliche Reinheit eines natürlichen Mineralwassers dokumentiert und die ernährungsphysiologisch günstige Wirkung bestätigt. Natürliches Mineralwasser ist das einzige Lebensmittel in Deutschland, das amtlich anerkannt werden muss.

Querschnitt durch eine Mineralwassserquelle

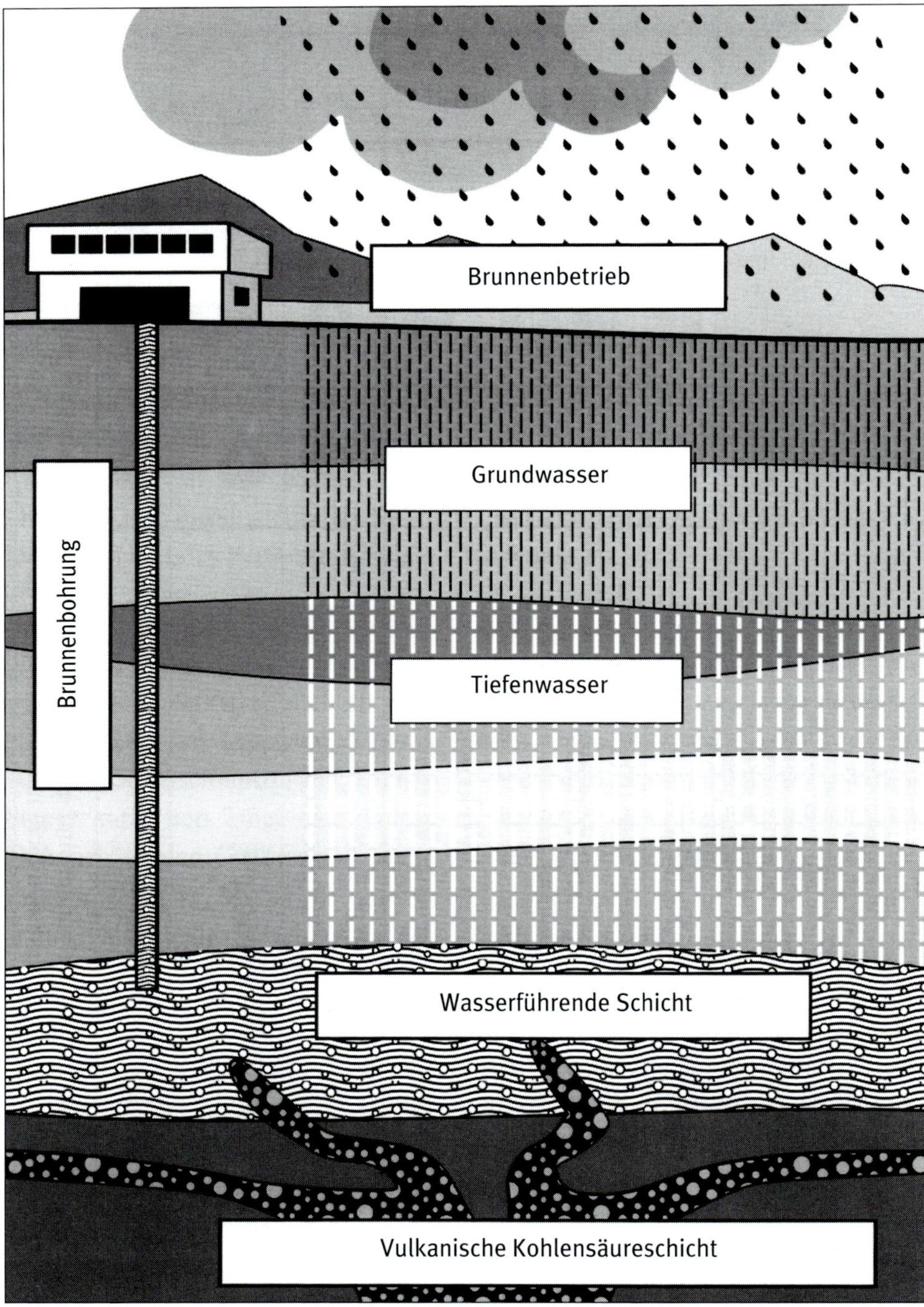

Mineralwasserquellen in Deutschland

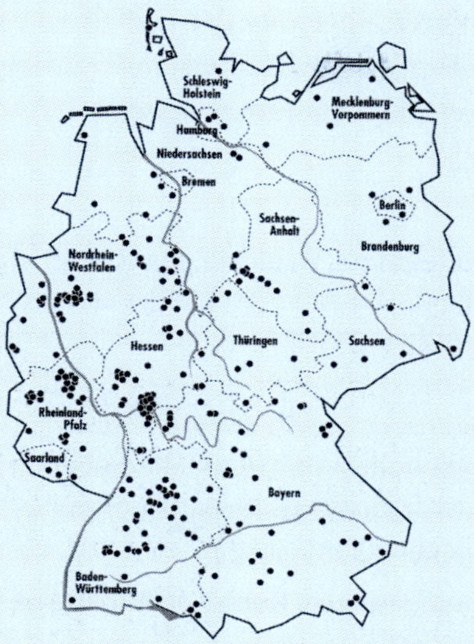

Nutzungsgenehmigung

Um sicherzustellen, dass das Mineralwasser unverfälscht, das heißt ursprünglich rein und unverändert in seinen charakteristischen Eigenschaften zum Verbraucher gelangt, wird der Abfüllbetrieb in einem weiteren behördlichen Untersuchungsverfahren überprüft. Von der Quellfassung angefangen, müssen alle Rohrleitungen, Wassertanks und Abfüllmaschinen so beschaffen sein, dass eine Veränderung des Mineralwassers während der Abfüllung ausgeschlossen ist. Deshalb muss auch die Betriebshygiene höchsten Ansprüchen genügen.

Die Mineralwasser-Analyse – die Visitenkarte des Wassers

Jedes natürliche Mineralwasser muss einen Hinweis auf seine Zusammensetzung tragen. Dies kann entweder geschehen durch den Aufdruck »Zusammensetzung entsprechend den Ergebnissen der amtlich anerkannten Analyse vom …« (Tag der Analyse) oder die Angabe der Zusammensetzung unter Nennung der charakteristischen Bestandteile (Analysenauszug).

Bei dieser zweiten Möglichkeit werden die Mineralstoffgruppen meist in Kationen und Anionen eingruppiert. Mineralsalze zerfallen im Wasser in einzelne Bestandteile, die man Ionen (griechisch: Wandernde) nennt. Diese Ionen sind elektrisch geladen. Kationen sind positiv geladene Teilchen, die durch ein »+« gekennzeichnet sind. Anionen sind negativ geladene Teilchen, die durch ein »-« gekennzeichnet sind.

Für die Zubereitung von Säuglingsnahrung gilt, dass der Gehalt an Natrium 20 mg/l, an Nitrat 10 mg/l sowie an

Die wichtigsten Kationen und Anionen in natürlichen Mineral- und Heilwässern

Kation	Abkürzung
Natrium	Na^+
Kalium	K^+
Magnesium	Mg^{2+}
Calcium	Ca^{2+}
Eisen	Fe^{2+} (oder Fe^{3+})

Anion	Abkürzung
Chlorid	Cl^-
Fluorid	F^-
Jodid	J^-
Sulfat	SO_2^-
Hydrogencarbonat	HCO_3^-

Nitrit 0,02 mg/l und an Fluorid 0,7 mg/l nicht übersteigen darf. Diese Grenzwerte gelten aber nur für den Säugling. Da Säuglinge und Kleinkinder keine kleinen Erwachsenen sind, kann man diese Grenzwerte nicht einfach auf Erwachsene übertragen. Hier haben eher Mindestanforderungen an den Gehalt von wertvollen Mineralstoffen ihre Bedeutung statt Maximalwert-Angaben.

Die Kennzeichnungsvorschrift für Mineralwässer legt fest, wann auf dem Etikett ein besonderer Verwendungszweck oder eine bestimmte Zusammensetzung hervorgehoben werden darf. (Mineral- und Tafelwasser-Verordnung vom 01. August 1984 in der Fassung von Dezember 2006)

calciumhaltig:
Der Calciumgehalt beträgt mehr als 150 mg/l.

chloridhaltig:
Der Chloridgehalt beträgt mehr als 200 mg/l.

eisenhaltig:
Der Gehalt an zweiwertigem Eisen beträgt mehr als 1 mg/l.

fluoridhaltig:
Der Fluoridgehalt beträgt mehr als 1 mg/l.

hydrogencarbonathaltig:
Der Hydrogencarbonatgehalt beträgt mehr als 600 mg/l.

magnesiumhaltig:
Der Magnesiumgehalt beträgt mehr als 50 mg/l.

natriumhaltig:
Der Natriumgehalt beträgt mehr als 200 mg/l.

sulfathaltig:
Der Sulfatgehalt beträgt mehr als 200 mg/l.

mit hohem Gehalt an Mineralien:
Der Mineralstoffgehalt beträgt mehr als 1500 mg/l.

mit geringem Gehalt an Mineralien:
Der Mineralstoffgehalt beträgt nicht mehr als 500 mg/l.

mit sehr geringem Gehalt an Mineralien:
Der Mineralstoffgehalt beträgt nicht mehr als 50 mg/l.

geeignet für die Zubereitung von Säuglingsnahrung:
Der Gehalt an Natrium darf 20 mg/l,
an Nitrat 10 mg/l,
an Nitrit 0,02 mg/l,
an Sulfat 240 mg/l,
an Fluorid 0,7 mg/l,
an Mangan 0,05 mg/l
an Arsen 0,005 mg/l
von Radium-226 den Wert 125 mBq/l
und von Radium-228 den Wert
20 mBq/l nicht überscheiten*.

* Sind beide Radionuklide enthalten, darf die Summe der Aktivitätskonzentrationen, ausgedrückt in Vonhundertteilen der zulässigen Höchstkonzentration, 100 nicht überschreiten.

geeignet für die natriumarme Ernährung:
Der Natriumgehalt beträgt weniger als 20 mg/l.

Kohlensäure

Neben dem Mineralisierungsgehalt ist der Kohlensäuregehalt der Mineralwässer ein wichtiges Entscheidungskriterium bei der Mineralwasserauswahl. Auf dem deutschen Mineralwassermarkt werden Mineralwässer mit hohem und niedrigen Kohlensäuregehalt und Mineralwasser ohne Kohlensäure unterschieden. In Deutschland werden, unabhängig von der Verpackung, mehr als 80 % der verkauften Mineralwässer mit Kohlensäure verkauft. Dessen ungeachtet hat sich in den letzten 10 Jahren ein deutlicher Wandel hin zu kohlensäureärmeren oder kohlensäurefreien Produkten vollzogen. Die Ursachen hierfür sind vielfältig.

Mit der Werbung für »frankophilen Lifestyle«, insbesondere für die Viereckflasche, gelang den französischen Wässern ein Siegeszug in Deutschland. Sowohl unter ökologischen Gesichtspunkten (lange Transportwege) als auch unter ernährungsphysiologischen Gesichtspunkten ein wenig sinnvoller Siegeszug. Mit wenigen Ausnahmen gehören die kohlensäurefreien Mineralwässer zur Gruppe der mineralstoffarmen Mineralwässer.

Die deutsche Psychologin Wiebke Hüster sieht eine interessante Deutungsmöglichkeit für die Entwicklung zu kohlensäurefreien Mineralwässern. Auf Grund der veränderten Arbeitsbedingungen trinkt der Mensch heute nicht mehr nur, um sich zu erfrischen. Sein hauptsächliches Arbeitsproblem ist nicht die Anstrengung und nicht die Erschöpfung, aus der ihn Sprudel reißen müsste. Sein Hauptproblem ist Überflutung durch Kommunikation. Nicht objektiver Schweiß, sondern subjektiver Stress ist der Effekt seiner Überlastung. Im Getränk sucht er deshalb Ruhe, Einkehr und Andacht. Deshalb darf sein Getränk kein Eigengeräusch über die Kohlensäure erzeugen.

Unter ernährungsphysiologischen Aspekten hat ein kohlensäurehaltiges Mineralwasser aber durchaus Vorteile:

Erstens sorgt die Kohlensäure für eine schnellere Mineralstoffaufnahme (= Bio-Turbo), zweitens verbessert sie die Durchblutung der Schleimhäute. Außerdem verkürzt die Kohlensäure über einen physikalischen Reiz die Verweildauer der Nahrung im Magen und beschleunigt die Verdauung (= die Aufnahmegeschwindigkeit der Mineralstoffe aus einem Mineralwasser). Darüber hinaus verbessert die Kohlensäure das Geschmacksempfinden. Sie sorgt bereits im Mund für eine bessere Durchblutung, reinigt die Geschmackspapillen und fördert so die bessere Wahrnehmung feiner Geschmacksunterschiede bei Speisen.

Kohlensäure macht Mineralwasser auch wesentlich besser haltbar: Sie hemmt das Wachstum von Mikroorganismen und die oxidierende Wirkung von Sauerstoff. In einem Urlaubsland mit bedenklichen hygienischen Verhältnissen sollte man daher immer ein Mineralwasser »mit Kohlensäure« bestellen.

Verschiedene Mineral- und Heilwässer im Vergleich, Angaben der gelösten Mineralstoffe in mg/l

Mineral- und Heilwässer	Natrium	Calcium	Magnesium	Kalium	Chlorid	Sulfat	Fluorid	Hydrogen-carbonat
Apollinaris	470	90	120	30	130	11	k.A.	1800
Arienheller Brunnen	619,6	66,5	91	29	294,7	107,1	0,45	1701
Bad Neuenahrer Heilwasser	290	73	82	21	65,2	62	0,95	1221
Elisabethenquelle	14,2	95,3	27,6	k.A.	10,1	12	k.A.	430
Bad Vilbeler Urquelle	98	190	25,7	13	111	54	k.A.	727
Bad Wild. Helenenquelle	605	340	239	15,6	560	22	0,13	k.A.
Brohler Stille Quelle	592	87,3	106	20,1	298	103	0,01	1763
Contrex	9,4	468	74,5	2,8	k.A.	1121	k.A.	372
Dunaris	689	88,5	120,0	25,4	59,4	39,0	0,22	2599
Evian	5,6	79,9	25,7	1	3,6	11	0,02	365
Förstina	37	380	51,6	12,5	30,9	549	1,3	742
Friedrich Chr. Heilquelle	471	175	63,5	17,3	553,5	29,8	0,32	k.A.
Gerolsteiner	118	348	108	11	40	38,3	0,21	1816
Glashäger	12	106	9,9	k.A.	28,6	94	k.A.	243
Hassia	197	190	34	21,9	109	37	k.A.	1098
Heppinger Extra	481	150	199	27,1	118	60	0,52	2495
Hirschquelle	252	206	35	11,8	34,3	85	0,93	1343
Hubertus-Sprudel	765,2	72,1	114,6	36,2	396,6	173,2	0,5	1954
Kurselters	504	79	30	13	506	27	k.A.	840

Angaben der gelösten Mineralstoffe in mg/l
Quelle: Herstellerangaben

Verschiedene Mineral- und Heilwässer im Vergleich, Angaben der gelösten Mineralstoffe in mg/l

Mineral- und Heilwässer	Natrium	Calcium	Magnesium	Kalium	Chlorid	Sulfat	Fluorid	Hydrogencarbonat
Lichtenauer	13,4	68,7	12,3	1,8	23	89,9	k.A.	153
Neuselters	149	124	35,6	9,4	153	16	0,65	680
Perrier	14	140,2	3,5	1	30,9	51,4	0,12	347,7
Rheinfels Quelle	258	1,8	0,6	4,8	123	27	0,62	405
Rhenser	56	125	21	3,6	69	75	0,34	425
Römerbrunnen	623	547	120	27,9	555	40	0,37	2920
Rosbacher (Medium)	72,7	206	100	4,4	112	19	k.A.	1095
S. Pellegrino	33,6	179	52	2,5	54,8	445	0,5	239
Selters (Lahn)	280	110	40	10	270	20	k.A.	1098
Selters (Taunus)	1060	106	42	23,7	1124	28,6	k.A.	1428
Spa Reine	3,0	4,5	1,3	0,5	5	4	k.A.	15
St. Gero	121	331	109,4	10,2	39	34,8	0,15	1775
Staatl. Fachingen	560	92,5	56,6	14,5	129	37	0,3	1812
Thüringer Waldquell	22,4	84,3	39,6	k.A.	36,2	161	k.A.	230
Überkinger	1088	22,5	14,7	14,1	95,6	1113	2,98	1477
Vilsa	14,6	45,8	4	2,4	11,9	11	0,14	166
Vittel	7,7	94	20	k.A.	k.A.	120	k.A.	248
Volvic	11,6	11,5	8	6,2	13,5	8,1	k.A.	71
Weyher Mineralbrunnen	360	99	29	k.A.	600	k.A.	k.A.	170

Angaben der gelösten Mineralstoffe in mg/l
Quelle: Herstellerangaben

Der Mythos vom Zaubertrank

Isotonische Sportgetränke: Sinn und Unsinn

Der Mythos vom Zaubertrank, der Glaube an Wunderwirkungen bestimmter Getränke und Inhaltsstoffe wie Vitamine und Mineralstoffe, ist nicht nur bei den Sportlern weit verbreitet. In den Comics von Asterix und Obelix wird diese Vorstellung Realität. Wenn der berühmte Zaubertrank getrunken wurde, wurden Hinkelsteine meilenweit geworfen, davonjagende Pferdegespanne entsetzter römischer Krieger gleich einem rasenden Blitz überspurtet.

Die Zusammensetzung von speziellen Sportgetränken ist so unterschiedlich wie die Zusammensetzung der natürlichen Mineralwässer. Kaum ein Sportgetränk gleicht in der Zusammensetzung von Mineralstoffen, Vitaminen und Kohlenhydraten dem anderen. Die Vitaminzusätze in diesen Getränken sind häufig nur Verkaufsargumente, denn die Vitaminverluste über den Schweiß sind sehr gering. Außerdem führt eine Vitaminzufuhr während des Sports oder über den tatsächlichen Bedarf hinaus zu keiner Leistungssteigerung.

Auch in der Osmolalität unterscheiden sich die Sportgetränke sehr. Es gibt sowohl hypo-, iso- als auch hypertone Sportgetränke. Wie unterschiedlich konzentrierte Getränke wirken, wird am Beispiel eines »Frankfurter Würstchens« deutlich: Der Salzgehalt der Würstchen ist im Vergleich zum Kochwasser sehr hoch. Wenn die Würstchen nun im Wasser erhitzt werden, streben die Mineralstoffe und die Flüssigkeit nach einem Konzentrationsausgleich, nach Isotonie. Da die Mineralstoffe nicht durch die Wursthaut gelangen können, dringt Wasser in die Wurst ein, bis das Würstchen platzt. Sinnvollerweise werden sie

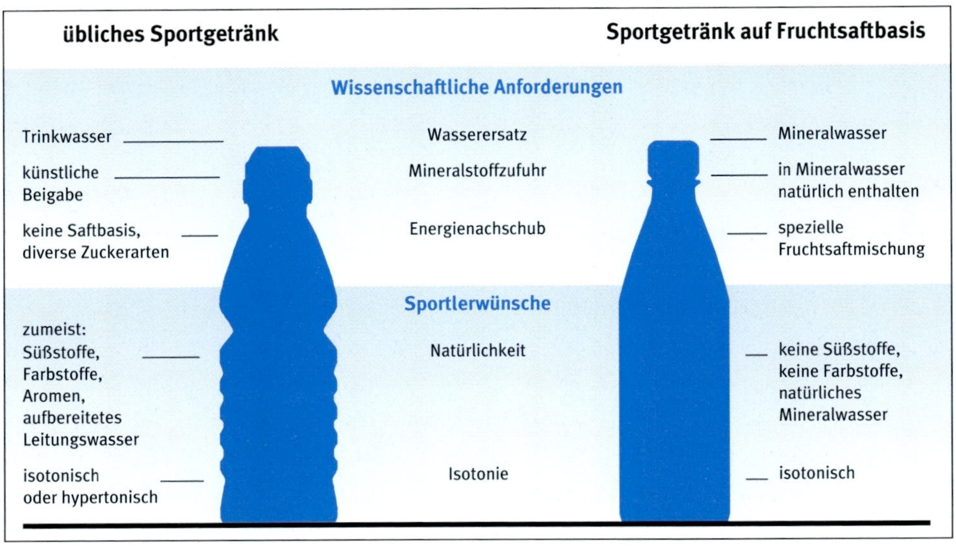

deshalb in einer Flüssigkeit mit ungefähr der gleichen Konzentration erhitzt, zum Beispiel in gesalzenem Wasser. Der Mechanismus des Konzentrationsausgleichs wird auch im Organismus angewendet. Werden zu stark konzentrierte Getränke während der sportlichen Tätigkeit aufgenommen, strömt Wasser aus dem Körper in den Darm, um das Getränk auf die gleiche Konzentration, auf Isotonie, zu bringen. Aber auch Sport-Getränke mit einer isotonischen Konzentration sind während des Sportes nicht unumstritten, da die Schweißverluste im Vergleich zum Blut hypoton sind. Das bedeutet, dass mehr Wasser als Mineralstoffe ausgeschieden wird.

Deshalb sollte das Sportgetränk insbesondere für sportliche Aktionen bis zu 60 Minuten in erster Linie Wasser liefern. Diese Getränke sind hypoton. Hierzu zählen zum Beispiel Mineral- und Heilwässer.

Kochsalztabletten sind wegen ihrer einseitig hohen Mineralstoffkonzentrationen schon lange »out« und behindern genau wie stark hypertone Getränke den Flüssigkeitsersatz, weil sie im Magen zunächst Wasser binden.

Osmolalität von Getränken

Die Osmolalität ist ein Maß für die Anzahl osmotisch aktiver Teilchen in einem Getränk bzw. in einer Lösung. Der osmotische Druck kommt dadurch zustande, dass Wasser aus Lösungen niederer Konzentration in diejenigen Zellen diffundiert, in denen höher konzentrierte Lösungen vorliegen und somit deren Innendruck erhöht (vgl. Beispiel Frankfurter Würstchen). Durch Ausscheiden von mehr oder weniger Wasser versucht der Körper, eine konstante Osmolalität aufrechtzuerhalten. Die Einstellung des osmotischen Drucks im Körper, die Osmoregulation, erfolgt nach Messung des osmotischen Drucks mittels Osmorezeptoren im zentralen Nervensystem vor allen durch die Niere und wird durch ein Hormon, das Anti-Diuretische Hormon (ADH), gesteuert.

Die Osmose ist für den Wasser- und Elektrolythaushalt im Körper, für den Nährstofftransport, die Fließeigenschaft des Blutes und die Regulation des Blutvolumens und anderer Flüssigkeitskompartimente im Körper von entscheidender Bedeutung. Daher ist die Osmolalität eines Getränkes für den Flüssigkeitshaushalt von großer Bedeutung.

Was macht ein optimales Sportlergetränk aus?

Getränke, die rasch absorbiert werden sollen, müssen den Magen rasch verlassen können. Kalte Getränke passieren den Magen schneller als warme (optimale Trinktemperatur: 5 – 10 °C), isotone schneller als hypertone. Ein pH-Wert unter vier (z. B. Orangensaft) kann die Magenentleerung negativ beeinflussen. Der wichtigste, die Magenentleerung beeinflussende Faktor ist aber der Kohlenhydratgehalt des Getränks. Hier werden 20 – 80 g/l empfohlen, bei einem Kaloriengehalt von 80 – 350 kcal/l. Das einzige Elektrolyt, das Einfluss auf die Magenentleerung nimmt, ist Natrium. Eine Nat-

Hypoosmolar = *hypoton, stark verdünnte Lösung – sie muss der Körper mit Salzen und anderen Stoffen im Darm anreichern*
Hypotone Getränke enthalten in erster Linie Wasser. Aufgrund ihrer geringen Konzentration an osmotisch wirksamen Teilchen findet die Flüssigkeitsaufnahme schnell statt. Sie haben eine kurze Magenverweildauer und sind für den Organismus gut verträglich. Hypotone Getränke sollten immer dann zum Einsatz kommen, wenn alleinig ein schnellstmöglicher Flüssigkeitsersatz gefordert wird.

Isoosmolar = *isoton, Lösung mit der gleichen Konzentration an Stoffen wie das Blut – mit ihr können schnellstmöglich sowohl Energie als auch Mineralstoffe und Wasser vom Körper aufgenommen werden.*
Ein isotones Getränk weist eine Teilchendichte von 260 bis zu 330 mOsm / kg auf. Mineralstoffgetränke mit einem isotonischen Charakter haben vor, während und nach der Belastung die Aufgabe, Mineralstoffe wieder zu ersetzen, das Blutvolumen durch schnellstmöglichen Flüssigkeitsersatz aufrecht zu erhalten und den Blutglucosespiegel zu stabilisieren. Diese Getränke sind zum schnellstmöglichen Wasser-, Energie-, Vitamin- und Mineralstoffersatz geeignet, da bei ihnen die Resorption aller Inhaltsstoffe parallel schneller als bei hypertonen Getränken vonstatten geht.

Hyperosmolar = *hypertonkonzentrierte Lösungen – sie müssen im Darm erst verdünnt werden, dies vergrößert ein bestehendes Wasserdefizit.*
Hypertone Getränke besitzen einen höheren osmotischen Druck als das menschliche Blut. Deshalb müssen sie vor Aufnahme in den Organismus auf die Osmolalität des Blutes verdünnt werden. Dazu wird kurzfristig Wasser aus dem Körper in Magen und Darm abgezogen. So entsteht eine zusätzliche temporäre Dehydratation, außerdem kann eine belastende Volumenzunahme entstehen. Als Beispiele sind Obst- und Gemüsesäfte zu nennen.

rium-Konzentration von 400 – 1100 mg/l stimuliert die Wasser- und Kohlenhydrat-Aufnahme im Dünndarm. Ein Natrium-Gehalt von 400 – 500 mg/l ist gut trinkbar und somit für ein Sportlergetränk sehr gut geeignet. Die »richtige« Konzentration von rasch verwertbaren Kohlenhydraten und Natrium im Sportlerdrink macht somit dessen Qualität aus.

Kalium sollte sich im Sportgetränk in Konzentrationen bis max. 225 mg/l finden, weil bei dynamischer Muskelarbeit vermehrt Kalium aus den Muskelzellen freigesetzt wird und so der intrazelluläre und auch der Kaliumspiegel im Blut steigt. Ein übermäßiger Anstieg des Kaliumgehaltes im Blut kann negative Auswirkungen wie Verminderung der

Leistungsfähigkeit bis hin zu Herzrhythmusstörungen nach sich ziehen.

Zu viel Magnesium soll ebenfalls im Aktionsgetränk nicht vorkommen, da es ab einer Konzentration von 100 mg/l zu Reizerscheinungen im Magen-Darm-Bereich kommen kann. Vitaminanreicherungen von Sportlergetränken sind in der Regel nicht notwendig.

Zu beachten ist zudem, dass Sportlergetränke wegen ihres niedrigen pH-Wertes bei häufigem Konsum potenziell zur Zahnerosion beitragen. Deshalb werden bei Viel-Verwendern regelmäßige Zahnarztbesuche empfohlen.

Wie bereits erwähnt, ist von den Elektrolyten Natrium für die schnelle Wasseraufnahme mitverantwortlich. Getränke, die kein oder nur wenig Natrium enthalten (wie z. B. reine Fruchtsäfte), werden deshalb langsamer absorbiert.

Die Absorptionsrate von Mineralwasser liegt bei etwa 1 ml pro Zentimeter Dünndarm in der Stunde. Isotonische Sportgetränke mit 4 – 8 % Kohlenhydrate und etwa 400 mg Natrium pro Liter kommen auf eine Wasserabsorptionsrate von bis zu 4 ml pro cm pro Stunde und mehr.

Wenn hypertone Getränke wie Limonaden und Fruchtsäfte in den Darm gelangen, wird ihre Osmolalität durch einen Wassereinstrom reduziert, um die Flüssigkeit in ein isotonisches Milieu zu überführen und absorbierbar zu machen. Unter diesen Bedingungen werden pro Zentimeter Darm bis zu 7 ml Wasser in der Stunde in den Darm ausgeschieden. Dieses Wasser fehlt im Blut, in der Peripherie, den Muskeln der Arme und Beine. Dort bestehende Wasserdefizite werden dadurch temporär verstärkt.

Daher sind hypertone Getränke im Sport bei hohen Schweißverlusten ungeeignet. Ihr hoher Zuckergehalt führt zu einer verringerten Magenentleerungsgeschwindigkeit und zu einer kurzfristigen Verstärkung der Dehydratation. Der Ausgleich bestehender Wasserdefizite findet deshalb deutlich verzögert statt.

Der Verzehr von Trinkwasser und einer Reihe anderer Getränke kann die Leistungsfähigkeit bei großen schweißbedingten Wasserdefiziten zwar verbessern. Dennoch sind mineralstoffreiches Mineralwasser sowie geeignete Sportgetränke die effektivere Wahl, um beim Sport schnellstmöglich Wasser und Elektrolyte sowie bei Bedarf auch Energie effektiv aufzunehmen. Dies gilt sowohl für Hochleistungs- als auch für Freizeitsportler.

Fazit: Oft ist das Durstempfinden geringer als der tatsächliche Wasserbedarf. In der Praxis bewährt ist daher das Führen eines Trinkplanes mit passenden Trink-Zielbereichen (siehe Seite 83).

Des Guten zu viel – Vergiftungen mit Wasser

Da mit dem Schweiß nicht nur Wasser, sondern ebenfalls Mineralstoffe und Spurenelemente ausgeschieden werden, ist eine mineralstoffarme oder -freie Wasserzufuhr bei großen Schweißverlusten die falsche Wahl. Sind nicht genügend Mineralstoffe im Getränk vorhanden, kann weniger Wasser im Körper gebunden werden. In Ruhe kommt es zu einer zusätzlichen Wasserausscheidung. Wird beim Sport eine große Menge mineralstoffarmes Wasser getrunken, kann es sogar zu Wasservergiftungen, einer sogenannten Wasserintoxikation, kommen. Auch die Regenerationszeit verlängert sich.

Während sehr langer sportlicher Aktivitäten (Marathon, Triathlon) oder bei mehreren Einsätzen an sehr heißen Sommertagen, z. B. in Turniersituationen, spielt daher der Mineralstoff Natrium eine Rolle. Zum einen können im Getränk enthaltene Kohlenhydrate als Energielieferanten mit Natrium schneller über den Darm aufgenommen und für sportliche Leistungen genutzt werden. Zum anderen ist Natrium für die Wasserbindung im Blut verantwortlich.

Eine Hyperhydratation beschreibt den Zustand einer übermäßigen Wasseransammlung im Körper. Diese »Überwässerung« kann bei lang andauernden Ausdauersportarten vor dem Start gewollt sein. Sie ist aber während des Rennens als Wasserintoxikation eine reale Gefahr. Bei Ultradistanzrennen und vor allem von langsameren Läufern, die mehrere Stunden auf der Strecke verbrachten, sind in letzter Zeit vermehrt Fälle von Wasservergiftungen beschrieben worden. Hier wurden meist deutlich zu viele und unphysiologische, sprich elektrolytarme Getränke getrunken. Trinkmengen von z. B. 5 Litern auf einer 20-km-Strecke wurden hier konsumiert. In fast allen beschriebenen Fällen haben die Athleten deutlich mehr getrunken, als sie durch den Schweiß verloren hatten und die Getränke waren natriumarm (z. B. Leitungswasser). Diese Hyperhydratation führt zu einer Hyponatriämie, die mit Übelkeit, Bewusstseinsstörungen und Muskelkrämpfen bis hin zu Atemstillstand und Lungenödemen verbunden sein kann. Auch schwemmt das zu stark verdünnte Blut die Gehirnzellen auf, ein Hirnödem kann die Folge sein.

Frauen haben aus bisher unbekannten Gründen ein höheres Risiko für eine Wasservergiftung. Eine Begründung könnte sein, dass sie allgemeine, hohe Trinkempfehlungen bei deutlich geringerem Körpergewicht umsetzen und somit schnell deutlich mehr als die Schweißverluste konsumieren.

Die vor dem Start bewusst eingegangene Überwässerung soll eine Art Wasserspeicher aufbauen. Kurz vor Belastungsbeginn wird etwa ein halber Liter getrunken. Aufgrund des erhöhten Mageninnendrucks kommt es zu einer schnelleren Wasserabgabe und einer verbesserten Thermoregulation. Nicht zu vernachlässigen ist allerdings der harntreibende Effekt, der die potentiellen Vorteile dieses Wasserspeichers in Frage stellt.

»Grau, treuer Freund, ist alle Theorie und grün des Lebens goldener Baum.«
Goethe, Faust

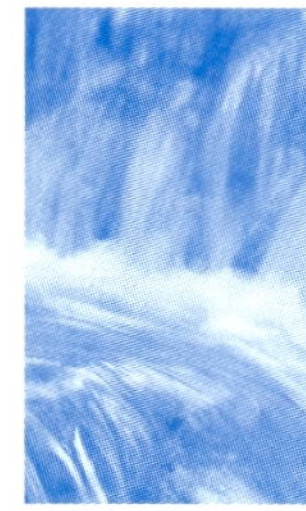

Richtig Trinken: von der Theorie zur Praxis

Richtiges Trinken muss wieder erlernt werden

Innerhalb von 15 – 16 Tagen wird das gesamte Körperwasser erneuert. Deshalb muss in dieser Zeitspanne auch die entsprechende Menge Flüssigkeit aufgenommen werden. Der tägliche Wasserbedarf, ohne Schwitzen, liegt bei 2,4 Litern, wovon 1,5 Liter mit Getränken aufgenommen werden müssen. Der Ausgleich von zusätzlichen Schweißverlusten ist in dieser Menge nicht enthalten. 1,5 Liter sind daher ein Mindestwert.

Im Gegensatz zu den meisten Säugetieren gleicht der Mensch sein Wasserdefizit oft nicht vollständig aus. Er hört auf zu trinken, bevor er die ausgeschiedene Flüssigkeitsmenge wieder aufgenommen hat. Dabei ist das Wasserdefizit umso höher, je mehr geschwitzt wurde.

Trinken, bevor der Durst kommt

Um einem Wasserdefizit vorzubeugen, ist es wichtig, das richtige Trinken wieder zu erlernen. Ein Beispiel für den Trinkrhythmus liefern Neugeborene. Hier erfolgt die Flüssigkeitsaufnahme im 2-Stunden-Takt. Und dieser von der Natur vorgegebene Rhythmus sollte auch in späteren Jahren beibehalten werden.

Im Gegensatz zum Hungergefühl wird im Laufe eines Lebens das Durstgefühl von vielen Menschen unterdrückt. Viele Menschen haben verlernt, das Durstgefühl rechtzeitig zu verspüren. Der Organismus hat sich – mehr schlecht als recht – an eine geringe Flüssigkeitszufuhr angepasst.

Mit drei Schritten zum Erfolg

Was über mehrere Jahre verlernt wurde, kann nicht innerhalb weniger Tage neu erlernt werden. Nur Schritt für Schritt kann das gesteckte Ziel einer erhöhten Flüssigkeitszufuhr und eines verbesserten Durstempfindens erreicht werden.

Die Kontrolle

Wenn Sie Ihre täglich notwendige Trinkmenge im Tagesrhythmus integriert haben, sollten Sie alle 3 – 4 Monate erneut Ihre Trinkgewohnheiten und Trinkmengen kontrollieren. Wie der regelmäßige Gang zur Personenwaage zur Überprüfung des Körpergewichtes ist auch die quartalsmäßige (alle 3 Monate) Selbstkontrolle des Trinkverhaltens und der Trinkmenge der beste Weg, Abweichungen schnellstmöglich festzustellen und kleine notwendige Korrekturen vorzunehmen.

Der 1. Schritt:

Bestimmen Sie Ihre tatsächliche Flüssigkeitsaufnahme schwarz auf weiß. Führen Sie sieben Tage Buch über Ihr Trinkverhalten und Ihre Trinkmenge.

Der 2. Schritt

Stellen Sie Ihr Wasserdefizit fest, bestimmen Sie Ihre notwendige zusätzliche Mindest-Trinkmenge:

empfohlene Zufuhrmenge	1,5 l
+ Schweißverluste	0,6 l
(= 1/2 – 1 Stunde Sport)	
	2,1 l
– bisherige Trinkmenge	0,9 l
täglich notwendige zusätzliche Trinkmenge	1,2 l

Der 3. Schritt

Erhöhen Sie wöchentlich Ihre Ziel-Trinkmenge um täglich 1 – 2 Gläser (0,2 – 0,4 Liter) mineralstoffreiches Mineralwasser.

Beispiel:

Ermittelte tägliche Trinkmenge: 0,9 l

Zielformulierung der 1. Woche:

Im Tagesrhythmus täglich 0,4 l mineralstoffreiches Mineralwasser zusätzlich trinken 0,4 l

tägliche Trinkmenge der 1. »Trink-Lern-Woche« 1,3 l

Zielformulierung der 2. Woche:

Im Tagesrhythmus täglich 0,4 l mineralstoffreiches Mineralwasser zusätzlich trinken 0,4 l

tägliche Trinkmenge der 2. »Trink-Lern-Woche« 1,7 l

Zielformulierung der 3. Woche:

Im Tagesrhythmus täglich 0,4 l mineralstoffreiches Mineralwasser zusätzlich trinken 0,4 l

tägliche Trinkmenge der 3. »Trink-Lern-Woche« 2,1 l

Muster für den Trinkplan auf der nächsten Seite:

Name: Rudi Radler Ziel: 2,5 l

Datum	Uhrzeit	Menge	Getränk	Ort
19.3.	8.00	0,3 l	Kräutertee	zu Hause
	10.00	0,2 l	Fruchtsaft	Büro
	12 – 15.00	0,7 l	Mineralwasser	Büro
	18 – 22.00	0,5 l	Saft-Schorle	zu Hause
	20.00	0,2 l	Radler	zu Hause
Tagesbilanz		1,9 l	fehlen noch	0,6 l

Trinkplan

Name: .... Ziel: ....

Datum	Uhrzeit	Menge	Getränk	Ort

Tagesbilanz .... fehlen noch ....

Kopiervorlage auch herunterladbar unter www.isonline.de

Das richtige Trinken im Sport

Die subjektive Einstellung der Sportler zum Trinken während schweißfordernder Belastung ist sehr unterschiedlich. Sätze wie »Trinken macht schlapp« oder »Trinken, ein Zeichen von Schwäche« waren vor drei Jahrzehnten im Sport noch gang und gäbe. Wie sie zustande gekommen sind, ist ungewiss. Jedenfalls gibt es für eine solche Auffassung keine wissenschaftliche Begründung und sie ist heute auch in den Kreisen der Trainer und Sportler überwunden. Es gibt jedoch auch gegenwärtig noch vereinzelt Sportler, die das Trinken während der Belastung ablehnen. So wird zum Beispiel die Flüssigkeitsaufnahme verweigert, weil der Schweiß dann verstärkt von der Stirn in die Augen läuft und dort brennt. Solche Einstellungen bilden heute aber eine Ausnahme. Nahezu alle Sportler sind von sich aus daran interessiert, das verlorene Flüssigkeitsvolumen entsprechend ihrer Durstempfindung zu ersetzen. Viele Sportler äußern spontan, dass sie spüren, wie sich die Leistungsfähigkeit nach dem Trinken verbessert und wie die Bewegungen für einen gewissen Zeitraum leichter fallen.

Neben individuellem Geschmack bestimmen Zusammensetzung und mögliche Trinkmenge die Wahl des richtigen Sportgetränks. Was und wie viel vor, während und nach einer sportlichen Betätigung getrunken werden sollte, hängt zudem von der Art und Dauer der Sportart ab. Außerdem beeinflussen Umgebungsbedingungen wie Kälte, Hitze, Höhe oder Kleidung das richtige Trinkverhalten.

Über den Durst trinken

Die Menge der aufzunehmenden Flüssigkeit richtet sich in der Praxis meist nach dem Durstempfinden. Nach sportlicher Betätigung reicht freiwilliges Trinken, das durch den Durst gesteuert wird, nicht aus, den Wasserverlust vollständig zu ersetzen.

Ein Trinken über den Durst und über den Bedarf fördert bei Hitzestress die Leistungsfähigkeit. Es sollte bei starkem

Wie viel soll ich trinken?

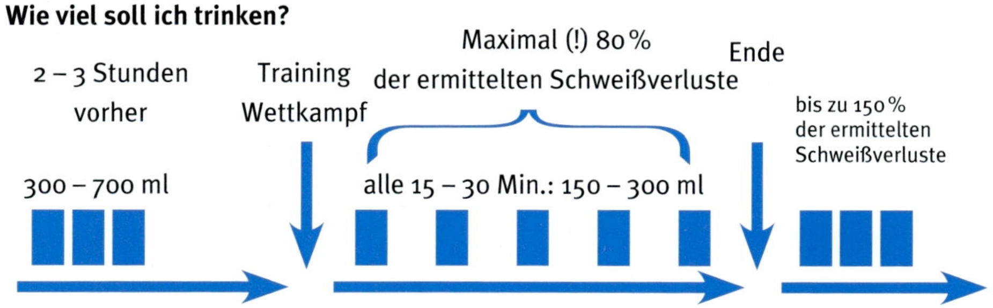

- optimale Trinkmenge individuell herausfinden (vgl. Hydratationstest S. 96)
- Getränke in kleinen Schlucken aufnehmen
- kühle, aber nicht zu kalte Getränke

Schweißverlust also bewusst viel getrunken werden.

Es ist ein Trugschluss, anzunehmen, dass sich ein Wasserverlust günstig auf die sportliche Leistung auswirken könnte, da weniger Masse zu transportieren sei. Der Vorteil des geringeren Gewichtes wird durch die ungünstigen physiologischen Reaktionen überlagert.

Richtig trinken vor dem Wettkampf

Im Normalfall benötigt der Athlet in der letzten Stunde vor dem Start keine Getränkezufuhr. Normalfall heißt, dass z. B. keine höheren Temperaturen und plötzliche Wärmeeinbrüche vorkommen oder keine ausgedehnten Aufwärmprogramme durchgeführt werden; und vor allem, dass am Vortag und in den letzten Stunden vor dem Start regelmäßig und ausreichend getrunken wurde. Die angesprochenen Ausnahmefälle verlangen hingegen eine Getränkeaufnahme, damit sich die Aktiven beim Start nicht in einem entwässerten Zustand befinden. In der letzten Viertelstunde vor dem Start können bis zu 0,3 – 0,5 l nicht zu kaltes Mineralwasser oder kohlenhydrathaltige Getränke mit einem Kohlenhydratgehalt von 50 – 70 g/l in kleinen Schlucken getrunken werden.

Richtig trinken während des Wettkampfs

Das Ausmaß der Schweißproduktion und des Flüssigkeitsverlustes während sportlicher oder körperlicher Aktivität wird durch eine Reihe von Faktoren wie der Flüssigkeitszufuhr direkt vor beziehungsweise während des Trainings oder Wettkampfs beeinflusst. Als optimal hat sich bewährt:

- 30 – 45 Minuten vor dem Start sucht der Sportler die Toilette auf, um Wasser zu lassen und den Darm zu entleeren. Dies ist wichtig, weil eine volle Blase und ein voller Darm das Trinkverhalten während des Wettkampfes negativ beeinflussen können.
- Danach sollte ein individuelles Aufwärmprogramm durchgeführt werden.
- Dann sollte der Sportler 3 – 5 Minuten vor dem Wettkampf, abhängig von dem zu erwartenden Flüssigkeitsverlust, 300 – 600 ml Flüssigkeit trinken.
- Bei jeder möglichen Zwischenetappe nimmt der Sportler weitere Getränke-Rationen zu sich. Die Menge, die insgesamt getrunken wird, hängt davon ab, wie viel Schweiß fließt. Die Einnahme wird durch die geschmackliche Akzeptanz und die Zuträglichkeit der »Volumenzufuhr« beeinflusst. Sportler sollten das Trinken während der sportlichen Betätigung im Rahmen des Trainings üben, aber nicht übertreiben. Mehr als 80 % der individuellen Schweißverluste schon während der Belastung zu trinken, ist zu viel.

Richtig trinken beim Ausdauersport

Zu den Ausdauersportarten gehören zum Beispiel Laufen, Radfahren, Schwimmen, Skilanglaufen, Rudern, Kanufahren, Wandern, Walking und Bergsteigen. Alle diese Sportarten können sich in Bezug auf Intenstität und Dauer stark unterscheiden.

Ausdauersport bis zu 30 Minuten:
Sportliche Aktivitäten bis zu 30 Minuten Dauer erfordern noch keinen Flüssigkeitsersatz während der Belastung. Die in dieser Zeit auftretenden Schweißverluste von etwa 0,5 – 1,0 Liter können nach Beendigung der sportlichen Tätigkeit ausgeglichen werden.

Ausdauersport länger als 30 Minuten:
Der Sinn des Trinkens während Aktivitäten von länger als 30 Minuten liegt im Schutz vor Überhitzung sowie im Erhalt der Leistungsfähigkeit. Schlecht Trainierte oder Untrainierte sowie Beginner sollten bereits ab einer sportlichen Tätigkeit von 30 Minuten mit dem Trinken während der Aktivität anfangen, gut trainierte Ausdauersportler sollten spätestens ab Aktivitäten von 60 Minuten Dauer mit dem Trinken während der sportlichen Betätigung beginnen.

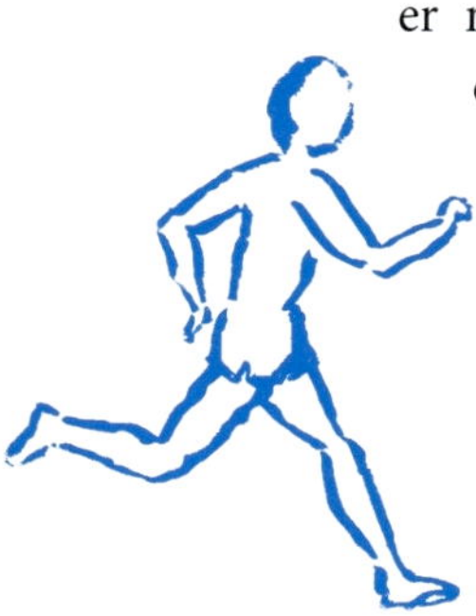

Da das Laufen durch die Schüttelbewegungen die Magenpassage im Vergleich zu anderen Ausdauersportarten, wie Radfahren, am meisten hemmt, sollte der Kohlenhydratgehalt im Sportgetränk für Läufer nicht zu hoch sein. Gut geeignet ist ein Sportgetränk auf Mineralwasser- und Fruchtsaftbasis im Verhältnis 2:1 (2 Teile Mineralwasser zu 1 Teil Fruchtsaftmischung).

Nach heutigem Wissensstand stellt diese Konzentration beziehungsweise dieses Mischungsverhältnis von mineralstoffreichem Mineralwasser mit Frucht- oder Gemüsesaft einen guten Kompromiss dar, der eine ausreichende Flüssigkeits- und Energieversorgung mittels Kohlenhydraten während der sportlichen Aktivität ermöglicht, ohne Probleme im Verdauungstrakt zu erzeugen.

Dieses Mischungsverhältnis von 2:1 sollte bei jeder Sportart die empfohlene Trinkmenge von 0,5 – 1,0 Liter pro Stunde ohne Beschwerden ermöglichen.

Erfahrungen aus der Praxis zeigen jedoch, dass hier die Theorie nicht immer in Einklang mit der Sportpraxis steht. Manchmal berichten Athleten von Unverträglichkeitsreaktionen auch bei Getränken mit diesem Kohlenhydratanteil. Im Vordergrund bei der Wahl des Sportgetränks steht also die individuelle Verträglichkeit beziehungsweise Unverträglichkeit. Um die richtige Wahl seines Sportgetränks zu treffen, ist es wichtig, dass die Getränkeaufnahme so schnell wie möglich nach Beginn der sportlichen Aktivität beginnt. Befindet sich der Sportler bereits in einem entwässerten Zustand, ist die Wahrscheinlichkeit hoch, dass Unverträglichkeitsreaktionen auftreten, unabhängig von der Zusammensetzung des Getränks.

Treten trotz rechtzeitigem Trinkbeginn bei einer Sport-Schorle Unverträglichkeitsreaktionen während des Wettkampfes auf, sollte der Saftanteil verringert beziehungsweise der Mineralwasseranteil erhöht werden.

Ausdauersport über mehr als 4 Stunden:
Zu den Kennzeichen mehrstündiger Belastungen gehören eine niedrigere Belastungsintensität, Flüssigkeitsverluste von mehreren Litern und eine Abhängigkeit von genügender Zufuhr an Energie, insbesondere von Kohlenhydraten. Zu diesen Sportarten gehören Radtouren, Rad-Etappen-Rennen, 6-Tage-Rennen, Halbdistanz- und Ultra-Triathlons sowie andere Ultra-Ausdauerbelastungen.

Falls sich der höhere Energiebedarf nicht durch zusätzliches Essen von festen Nahrungsmitteln oder Energiegels abdecken lässt, was zum Beispiel beim Bergsteigen oder Radfahren gut möglich ist, ist die Zufuhr kohlenhydratreicher Getränke sinnvoll. Hier kann das Mischungsverhältnis von Mineralwasser mit Frucht- oder Gemüsesaft 1:1 betragen. Falls jedoch intensivere Belastungsabschnitte bevorstehen, zum Beispiel extreme Steigungen bei Laufwettbewerben im Gebirge oder die Laufstrecke im Triathlon, empfiehlt sich eine geringere Kohlenhydratkonzentration, also ein Mischungsverhältnis von 3 Teilen Mineralwasser mit 1 Teil Fruchtsaft bis maximal 2 Teilen Mineralwasser mit 1 Teil Fruchtsaft.

Um einem eventuell durch die Schweißverluste bedingten Absinken der Mineralstoffkonzentrationen im Blut vorzubeugen, sollten die Getränke neben dem Mineralstoff Natrium auch Kalium, Magnesium und Chlorid enthalten. Wichtig ist der Natriumanteil: Selbst gemixte Sportschorlen müssen in der Regel mit 1 g Salz pro Liter nachgesalzen werden.

Richtig trinken im Training

Die Ziele eines Trainings sind unterschiedlich. Ein Training kann zur Verbesserung der Technik, des Stehvermögens, der anaeroben Schwelle oder zur effektiveren Energieausnutzung der Muskeln durchgeführt werden.

Sinnvolles Training der Technik oder des Stehvermögens dauert nur eine begrenzte Zeit. Die Getränkeaufnahme während dieses Trainingsteils ist daher problemlos. Das Gleiche gilt für das intensive Ausdauertraining zur Verbesserung der anaeroben Schwelle. Diese Belastung lässt sich bei gut ausdauertrainierten Athleten maximal etwa eine Stunde durchführen.

Länger dauernde Trainingsbelastungen haben zum Ziel, die Mischverbrennung der Fette und Kohlenhydrate zu verbessern. Jede mehr als 30 – 60 Minuten dauernde Belastung benötigt diese Art von Energieumsatz. Da bei einem solchen Training in erster Linie Fett verbrannt werden soll, ist die Zufuhr von schnell verfügbaren Kohlenhydraten während einer Trainingseinheit wenig sinnvoll. In dieser Situation ist ein mineralstoffreiches Mineralwasser ohne Zusatz von Frucht- oder Gemüsesaft das Trainingsgetränk der Wahl.

Richtig trinken beim Marathon

Am Tag vor dem Start

Wer auf 42,195 Kilometern erfolgreich sein will, muss richtig trinken. Daher sollte das regelmäßige Trinken fest in den Tagesablauf eingeplant werden. Denn der Marathon sollte mit gefüllten Flüssigkeitsdepots begonnen werden.

Am Vortag sind vier Liter Flüssigkeit bei wärmeren Temperaturen das Minimum. Das strapaziert zwar die Blase, beugt aber dem Leistungseinbruch durch Dehydratation vor. Man ist ausreichend hydriert, wenn der erste Morgenurin hell oder farblos ist.

Vor dem Rennen

Am Tag des Marathons gilt es, rechtzeitig aufzustehen. Mindestens drei Stunden vor dem Start sollte gefrühstückt werden, damit der Körper beim Start nicht mehr mit »unnötiger« Verdauungsarbeit beschäftigt ist.

Zum letzten Auffüllen der Leberglykogenspeicher am Morgen eignet sich ein kohlenhydratreiches, leicht verdauliches Frühstück, z. B. ein weißes Brötchen mit Honig oder Marmelade, dazu reifes Obst. Wenn überhaupt, dann Kaffee in Maßen genießen, besser Mineralwasser oder Fruchtsaftschorlen. Bis kurz vor Laufbeginn können in kleinen Schlucken 0,2 bis 0,4 Liter mineralstoffhaltige und kohlenhydrathaltige Sportgetränke oder Fruchtsaftschorlen im Mischungsverhältnis zwei Teile Mineralwasser zu ein Teil Fruchtsaft getrunken werden.

Während des Rennens

Während des Marathons ist vor Auftreten eines Durstgefühls mit dem Trinken zu beginnen. Durst tritt erst dann auf, wenn schon ein Flüssigkeitsdefizit vorhanden ist. Der rechtzeitige Ausgleich von Flüssigkeitsverlusten hat höchste Priorität. Beim Marathonlauf gehen bis zu vier Liter Flüssigkeit verloren. Daher sollten stets Getränke mitgeführt werden oder an den entsprechenden Versorgungsständen kleine Flüssigkeitsmengen (etwa 150 – 300 ml) aufgenommen werden. Des Weiteren ist die Zufuhr leicht verfügbarer Kohlenhydrate sinnvoll. Die in Apfelsaftschorlen enthaltenen Kohlenhydrate können vom Organismus in Energie umgesetzt werden. Ein Mischungsverhältnis von 2:1, Mineralwasser zu Apfelsaft, enthält etwa 5 % Kohlenhydrate. Diese Kombination bewirkt während und nach dem Lauf eine Stabilisierung des Kohlenhydratgehaltes im Blut.

Das während des Marathons verwendete Getränk sollte neben Calcium und Magnesium insbesondere auch Natrium enthalten sowie Kalium liefern. Das in dem Glykogenspeicher enthaltene Kalium wird anfänglich mit Entleerung der Kohlenhydratspeicher freigesetzt. Dieser körpereigene Kaliumspeicher ist jedoch nach etwa 90 Minuten bis zwei Stunden Laufzeit mit den entleerten Glykogenspeichern erschöpft. Sind in dieser Situation die Kaliumverluste über den Schweiß und den Urin groß, kann es zu Mineralstoffungleichgewichten kommen, wenn die Getränke kein Kalium enthalten. Apfelsaftsschorle weist einen natürlichen, sinnvollen Kaliumanteil auf. Der Natriumanteil ist abhängig vom verwendeten Wasser. In der Regel muss hier nachgesalzen werden.

Während des Laufs eignen sich Bananen, Trockenfrüchte sowie Riegel und Gels als Kohlenhydratlieferanten. Der Verzehr sollte bereits vor Kilometer 30 beginnen. Kurz vor dem Ziel (km 40) kann auch Traubenzucker verzehrt werden, für den letzten Kohlenhydratkick.

Eine zu hohe Zufuhr mineralstoffarmer Getränke (Leitungswasser, natrium- und mineralstoffarme Mineralwässer, Soft-Drinks) kann bei gleichzeitig hohen Schweißverlusten zu einer so genannten Wasservergiftung und Hyponatriämie führen. Die Folgen sind Schwindel, Müdigkeit, Verwirrung und in extremen Fällen Koma und Tod. Betroffen sind vor allem Sportler, die nach dem Motto verfahren: Viel hilft viel. Die Trinkmengen sollten die Schweißverluste nicht übersteigen.

An den Verpflegungsstellen heißt es Ruhe bewahren! Wer sich nicht gleich vorne anstellt, sondern ein Stück weiter läuft, hat Vorteile. Im mittleren und hinteren Teil der Tischreihen ist oft weniger los. Mit dem Getränk in der Hand kann ruhig ein paar Schritte gegangen werden, damit nicht alles verschüttet wird. Von Vorteil ist es, wenn ein vom Veranstalter angebotenes Elektrolytgetränk schon in der Vorbereitung getestet wurde. Ansonsten gilt: Wer magenempfindlich ist, sollte entweder Mineralwasser trinken oder das Sportgetränk mit Mineralwasser mischen. Wer Gels benutzt, sollte immer mit Mineralwasser nachspülen.

Wichtig ist es, frühzeitig mit dem Trinken zu beginnen, egal, ob es Winter ist oder Hochsommer. Auch im Winter fördert sportliche Aktivität den Flüssigkeitsverlust. Empfehlenswert ist es, alle fünf Kilometer zu trinken, auch wenn kein Durst verspürt wird. Wer sich Zeit beim Trinken lässt und in kleinen Schlucken und langsam trinkt, profitiert. Denn die Gefahr des Verschluckens ist vermindert und auch ein Völlegefühl wird eher vermieden.

Nach dem Rennen

Ist der Marathon überstanden, sollte unmittelbar danach in kleinen Schlucken 300 – 500 ml Sportschorle (Mineralwasser-Fruchtsaft im Verhältnis 2:1) getrunken werden, um die Flüssigkeits- und Kohlenhydratspeicher schnell wieder aufzufüllen. Ideal rehydriert wird mit einer Flüssigkeitsmenge, die 150 % der Schweißverluste entspricht. Abzuziehen ist die bereits während des Rennens getrunkene Menge. Diese Menge sollte gleichmäßig verteilt über sechs bis 10 Stunden nach dem Marathon getrunken werden. Mit dem Hydratationstest auf Seite 96 können Sie Ihre Schweißverluste und hierdurch die notwendige Trinkmenge bestimmen.

Während des Trainings der Langzeitausdauer ist Mineralwasser mit einem Natriumgehalt von 500 – 1.000 mg/l sinnvoll. Das Training muss so durchführt werden, dass die körpereigenen Kohlenhydratreserven ausreichen. Die Wiederauffüllung der verbrauchten Kohlenhydrate geschieht am effektivsten durch die Speisen- und Getränkeaufnahme nach dem Training.

Richtig trinken bei Spielsportarten

Zu den Spielsportarten gehören zum Beispiel Fußball, Eishockey, Handball, Tennis, Badminton und Squash. Gemeinsam ist diesen Sportarten die azyklische Belastungsform. Belastungen mit den unterschiedlichsten Intensitäten und Pausen wechseln in unregelmäßigen Folgen.

So müssen im Tennis kurze explosive Sprints, zum Beispiel zum Ansetzen eines Passierballes, erbracht werden, wofür die energiereichen Verbindungen ATP und KP abgebaut werden müssen. Zum anderen wird bei längeren Sprints, zum Beispiel beim »überlobt« werden mit anschließendem Erlaufen eines Stoppballes, die anaerobe Glykolyse herangezogen, wobei als Stoffwechselendprodukt Milchsäure im Muskel anfällt, welche mittels Hydrogencarbonat abgepuffert werden kann. Außerdem wird Schlag- und Sprungkraft, etwa für die Ausführung eines Schmetterballs, gefordert. Für diese Belastungsarten sind gefüllte Muskelglykogendepots von Vorteil.

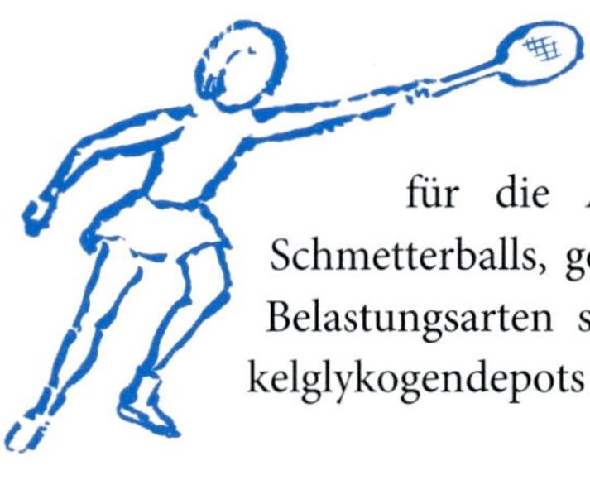

Um die schwierige Tennistechnik gut koordiniert und die richtige Spieltaktik konzentriert anwenden zu können, ist andauernd ein ausreichend hoher Blutzuckerspiegel notwendig, der durch gut gefüllte Leberglykogenspeicher auf konstantem Niveau gehalten werden muss. All diese Reaktionen verlaufen nur bei einer ausreichenden Flüssigkeitsversorgung optimal.

Die Auswechselmöglichkeiten, zum Beispiel im Eishockey, Handball oder Basketball, oder die Spielpausen, zum Beispiel im Fußball, akzentuieren das Ganze noch. Diese azyklischen Belastungsformen finden wir auch im Training, sodass das Trinkverhalten im Training wie im Wettkampf den gleichen Prinzipien unterliegen kann.

Als Sportgetränk eignen sich mineralwasserreiche Schorlen. Der Anteil des Frucht- oder Gemüsesaftes unterliegt in erster Linie der individuellen Verträglichkeit, er sollte jedoch nie ein Verhältnis von 2:1 überschreiten, also 2 Teile mineralstoffreiches Mineralwasser zu 1 Teil Frucht- oder Gemüsesaft.

Sportgetränke für sportliche Aktionen bei höheren Temperaturen, welche vor allem einen genügenden Flüssigkeitsersatz erfordern, brauchen einen höheren Mineralwasseranteil, zum Beispiel Mischungen im Verhältnis 4:1 – 5:1.

Da auch bei diesen Sportarten die Mineralstoffe oder Elektrolyte aus den Zellen wie Kalium, Calcium oder Magnesium vermehrt ausgeschieden werden können, empfiehlt sich auch hier, neben einem ausreichenden Natriumgehalt auf diese Mineralstoffe im Getränk zu achten. Es ist jedoch noch unbekannt, ob die Zufuhr dieser Mineralstoffe während der sportlichen Aktivität, mit Ausnahme von Natrium, die Leistung sowie relevante Stoffwechselprozesse beeinflusst oder ob sie eine reine Kosmetik des Blutmineralstoffgehaltes darstellt.

Den Zeitpunkt des Trinkens im Wettkampf bestimmen die Spiel- und Auswechselungspausen. Der Beginn der Getränkeaufnahme sollte jedoch so früh wie möglich erfolgen. Es sollte bereits mit dem Trinken begonnen werden, bevor der Durst sich meldet. Deshalb ist es wichtig, bei heißem Wetter bereits kurz nach Spielbeginn jede Spielunterbrechung zum Trinken zu nutzen.

Richtig trinken bei Sportarten, die den ganzen Tag dauern

Hierzu gehören zum Beispiel der Zehnkampf der Männer, Siebenkampf der Frauen oder Fechtturniere und andere Tagesturniere, wie beim Tennis. Es gilt bei diesen sportlichen Einsätzen die Grundregel, dass versucht werden sollte, auch den letzten und eventuell über den Sieg entscheidenden Einsatz unter den gleichen guten Bedingungen in Bezug auf den Flüssigkeitshaushalt wie zu Beginn zu ermöglichen.

Die Auswahl des richtigen Sportgetränks richtet sich nach der Dauer der Zwischenpausen und nach dem Ausmaß des zu ersetzenden Flüssigkeitsdefizits. Bei kürzeren Pausen und einem größeren Flüssigkeitsverlust sollte der Mineralwasseranteil in der Schorle größer als 3:1 sein. Bei geringeren Flüssigkeitsdefiziten und längeren Pausen darf der Fruchtsaftanteil höher liegen, also in einem Mischungsverhältnis von 3:1 oder 2:1.

Richtig trinken bei Sportarten von kurzer intensiver Dauer

Bei Wettkämpfen, die nur wenige Minuten dauern und einen oder höchstens zwei Einsätze pro Tag erfordern, ist die Getränkezufuhr problemlos. Es ist allerdings darauf zu achten, dass Athleten in Disziplinen, die eine längere Aufwärmarbeit benötigen, in einem nicht allzu entwässerten Zustand an den Start gehen. Besonders bei warmer Witterung können daraus Leistungseinbußen entstehen.

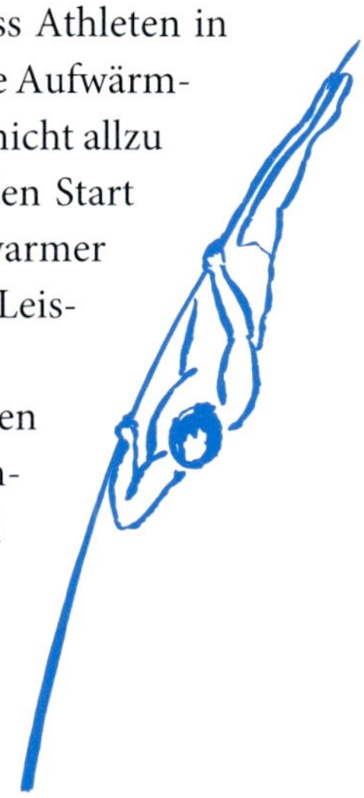

Bei Sportarten, bei denen als Nebenprodukt der anaeroben Glykolyse viel Milchsäure entsteht, hat sich der Einsatz von Mineralwässern mit einem hohen Anteil an Hydrogencarbonat bewährt. Hydrogencarbonat ist der Hauptpuffer im menschlichen Blut und kann mithelfen, die Leistung zu unterstützen, indem es die Entfernung der Milchsäure aus der Muskulatur fördert.

Richtig trinken bei Konzentrationssportarten

Hierzu gehören zum Beispiel alle Sportarten, bei denen sich Training und Wettkampf über eine längere Zeit erstrecken, ohne dass sie eine Ausdauerdisziplin darstellen. Dies trifft zum Beispiel für

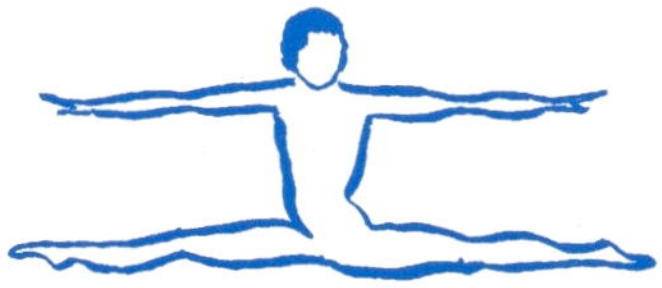

Schießen, Segeln, Segelfliegen oder Motorsport zu. Auch dabei können Nervenanspannung, Klima, Kleidung oder die Dauer der Belastung hohe Flüssigkeitsverluste verursachen, die die psychische und physische Leistungsfähigkeit beeinträchtigen.

Da diese Sportarten eine starke mentale Komponente beinhalten, sollte vor allem während des Wettkampfes kein Blutzuckerabfall erfolgen. Dies erfordert eine regelmäßige, aber geringe (bis max. 10 g/h) Kohlenhydratzufuhr während des Wettkampfes und auch während des Trainings, denn das Gehirn deckt seinen Energiebedarf fast ausschließlich aus Kohlenhydraten. Pro Tag werden durchschnittlich 120 – 150 g Kohlenhydrate alleine durch Gehirnaktivitäten verbraucht. Das sind 5 g pro Stunde. Unter hoher geistiger Beanspruchung kann dieser Wert noch um mehr als 50 % ansteigen.

Für die Stabilisierung der mentalen Fitness und Beschleunigung der körperlichen Regeneration ist ein Getränk aus Apfelsaft und Mineralwasser empfehlenswert. In der Natur- und Erfahrungsmedizin kommt dem Apfel bzw. dem Apfelsaft aufgrund seines nennenswerten Gehaltes am Spurenelement Bor eine besondere Bedeutung zu. Der Mineralstoff Bor soll die mentale Leistungsfähigkeit positiv beeinflussen können.

Die Apfelschorle ist also sowohl nach dem Sport als auch während mehrstündigen Besprechungen, Verhandlungen, Sitzungen oder auch bei Autofahrten und im Haushalt ein empfehlenswertes Getränk. Es kann die mentale Leistung stabilisieren. Hierzu zählen sowohl die Gedächtnisleistung als auch die Konzentrations-, Koordinations- und Reaktionsfähigkeit.

Als Sportgetränk ist deshalb eine Sport-Schorle im Verhältnis 2:1 oder 1:1 bestens geeignet.

Richtig trinken beim Sport im Winter

Bei sehr kalter Witterung tritt an die Stelle der Abwehr gegen Überwärmung eine Reaktion des Körpers gegen Unterkühlung. Die Flüssigkeitsverluste und damit auch das Problem der Magenpassage treten deutlich zurück. Neben einer der Umgebungstemperatur entsprechenden Kleidung eignen sich in dieser Situation warme Getränke. Alkohol ist bei Kälte absolut tabu. Alkohol erweitert die Hautgefäße, unterdrückt das Muskelzittern und leistet damit einer Unterkühlung des Körpers Vorschub.

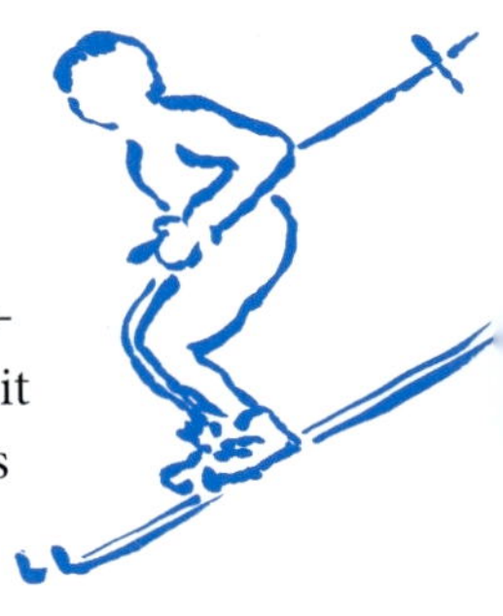

Richtig trinken beim Sport im Sommer

Zwei Auswirkungen kennzeichnen die sportlichen Aktivitäten im Sommer: zum einen die größeren Flüssigkeitsverluste und zum anderen der größere Glykogenverbrauch als Ausdruck einer intensiven Kohlenhydratverbrennung im Vergleich zu gemäßigten oder kühlen Temperaturen. Dies führt zu einem höheren Bedarf an Wasser und Kohlenhydraten während der sportlichen Aktion. Da ein höherer Kohlenhydratanteil bzw. ein höherer Fruchtsaftanteil in der Sport-Schorle die Magenpassage behindert, lassen sich durch alleinige Getränkezufuhr die Bedürfnisse des Organismus nicht immer genügend abdecken.

Daher muss der Athlet seine Leistung den Temperaturen anpassen. Die Verminderung der Belastungsintensität bewirkt eine verringerte Wärmeproduktion und somit eine verringerte Schweißproduktion. Außerdem bewirken sie eine Verminderung des Kohlenhydratbedarfes. Dabei hat der ausreichende Flüssigkeitsersatz gegenüber der Kohlenhydratzufuhr Vorrang.

Da die Hitze verstärkte Kochsalzverluste erzeugt, ist unbedingt auf einen ausreichenden Natriumgehalt des Getränks zu achten. Bei sportlicher Aktivität in nicht akklimatisiertem Zustand, wie dies häufig im Sommer-Sport-Urlaub auftritt, kann der Kochsalzgehalt im Sportgetränk bis zu 2 g/l betragen.

Richtig trinken bei Aufenthalten im Gebirge

Obwohl in der Höhe niedrigere Temperaturen vorliegen und geringere Schweißverluste auftreten als im Tiefland, entstehen häufig höhere Flüssigkeitsdefizite. Eine Ursache ist die in der Höhe zunehmende Wasserabgabe über die Lunge. Dies ist auch bei Langstreckenflügen der Fall. Die sauerstoffarme Luft in Höhenlagen führt zu einer höheren Beanspruchung des Kreislaufs. Der Kohlenhydratanteil bei den während einer Belastung aufgenommenen Getränken sollte daher eher geringer beziehungsweise der Mineralwasseranteil in der Sport-Schorle höher sein als unter Tieflandbedingungen.

Auch die Sportkleidung beeinflusst die Wahl des Sportgetränks

Einige Sportarten, zum Beispiel Fechten, American Football oder Motorsport, benötigen zur Herabsetzung der Verletzungsgefahr eine Schutzkleidung. Diese Kleidung hat den Nachteil, dass der Sportler sehr viel trinken muss, damit keine Beeinträchtigung der Temperaturregulation und der Leistungsfähigkeit auftritt, weil die Kleidung die Kühlung über die Schweißabgabe verhindert.

Richtig trinken nach dem Sport

Sportgetränke nach dem Sport sollten neben der Flüssigkeit insbesondere die intrazellulären Mineralstoffe, wie Kalium, in höheren Konzentrationen enthalten. Deshalb kann eine Sport-Schorle nach dem Training oder Wettkampf in einem Verhältnis von 2:1 oder 1:1 gemischt werden. Diese Getränkezusammensetzung ist auch vor dem Hintergrund sinnvoll, dass neben dem Ausgleich des unter Umständen mehrere Liter umfassenden Flüssigkeitsverlustes die entleerten Kohlenhydratspeicher wieder aufgefüllt

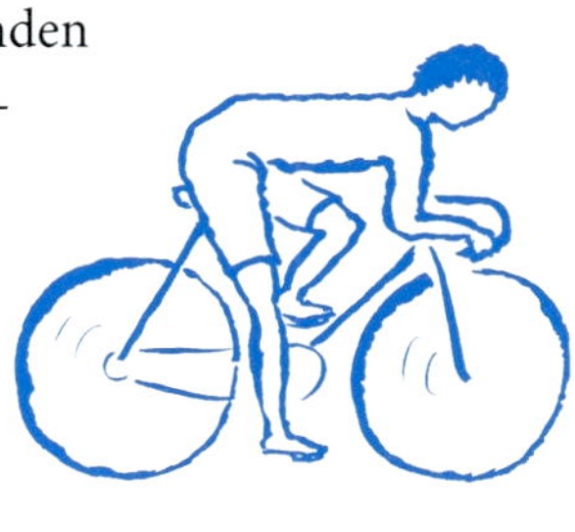

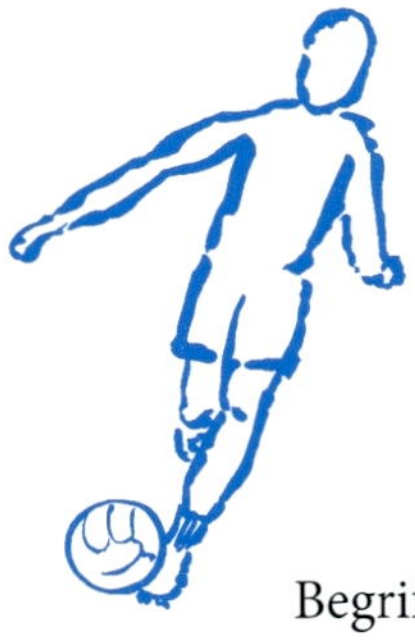

werden müssen. Für jedes Gramm gespeichertes Glykogen, die Speicherform der Kohlenhydrate, werden 19 mg Kalium benötigt.

Es sei an dieser Stelle auf den Begriff der »Erholungswärme« hingewiesen. Nach intensiver Belastung vollziehen sich zahlreiche anabole Prozesse. Es müssen zahlreiche Stoffe neu gebildet werden. Bei dieser Wiederherstellung wird Wärme frei. Auch besteht noch für eine gewisse Zeit nach der Belastung eine physiologische Bereitschaft zur Wärmeabgabe. Schon relativ geringe Reize können in dieser Phase zum Schweißausbruch führen.

Wie lange der Organismus für die Wiederauffüllung der Wasserdepots benötigt, ist vom Grad des Wasserdefizits abhängig. Im Einzelnen sind die Mechanismen der Wiederauffüllung noch nicht bekannt, es ist jedoch fraglos viel mehr als eine einfache physikalische Wiederauffüllung, denn sie schließt zahlreiche physiologische Wechselwirkungen ein.

So ist zum Beispiel die Wasseraufnahme in die Muskelzellen an die Glykogenresynthese gebunden, die ihrerseits bis zu 48 Stunden Zeit benötigen kann. 1 g Glykogen bindet etwa 3 g Wasser. Auch dieser Befund erklärt die verzögerte Durstempfindung bei sportlicher Betätigung.

Auch zu den Mahlzeiten sollte der Sportler trinken!

Die Geschwindigkeit der Wiederauffüllung der Glykogendepots ist von der Flüssigkeitszufuhr abhängig. Bei ausreichender Flüssigkeitszufuhr findet eine raschere Auffüllung der Glykogenspeicher statt als unter Flüssigkeitsmangel.

Früher war es üblich, Sportler vor der ersten Mahlzeit nach dem Training oder Wettkampf nicht trinken zu lassen. Die Redensart »Trinkt euch nicht satt« war gang und gäbe. Eine solche Einstellung ist falsch. Es muss erst getrunken und dann gegessen werden. Der Durst verdrängt den Hunger, und das Flüssigkeitsdefizit sowie die erhöhte Körpertemperatur beeinträchtigen den Appetit. Der Appetit kommt meist erst, wenn der Durst gelöscht ist. Das Argument, die Flüssigkeit verwässere die Nahrung im Magen, ist nicht haltbar.

Eine recht zuverlässige und vor allem praktisch leicht durchführbare Kontrollmöglichkeit, ob ein ausreichender Flüssigkeitsausgleich erfolgt ist oder nicht, ist die Bestimmung des Körpergewichtes sowie die Farbe des ersten Morgenurins. Von Zeit zu Zeit empfiehlt es sich auch, die 24-Stunden-Urinmenge zu messen. Ein Sportler sollte in 24 Stunden mindestens 1 Liter Urin produzieren. Auch die Farbe des Urins kann wichtige Hinweise geben. Ist der morgendliche Urin noch dunkel gefärbt, ist dieser stark konzentriert und es kann noch ein Flüssigkeitsdefizit vorliegen. Hat der morgendliche Urin eine helle Farbe, dürfte der Flüssigkeitshaushalt ausgeglichen sein.

Eignung von Mineralwasser sowie Sport-Schorlen in unterschiedlichen Mischungsverhältnissen für ausgewählte sportliche Aktionen

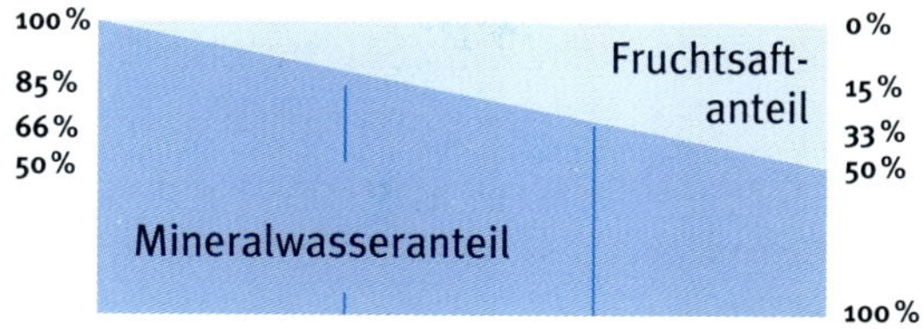

	»pur«	5:1	2:1	1:1
zyklische Belastungen Laufwettkämpfe < 1 Std.	+	+	++	++
Laufwettkämpfe 1 – 3 Std. Radwettkämpfe < 1 Std.	o	+	++	+
Laufwettkämpfe > 3 Std. Radwettkämpfe > 1 Std.	o	o	++	+
Laufwettkämpfe > 3 Std. Radwettkämpfe > 1 Std. bei hoher Kreislaufbelastung, z. B. Steigungen	o	+	++	++
Wandern, Walking, Bergsteigen, Radfahren	+	++	++	+
Training zur Verbesserung der Fettverbrennung	++	+	o	o
azyklische Belastungen Spielsportarten u. a.	o	+	++	++

o = weniger günstig
+ = günstig
++ = sehr günstig

Der Hydratationstest für Sportler

So ermitteln Sie die richtige Trinkmenge

Bei jeder längeren sportlichen Aktivität, ob Wettkampf, Training oder freizeitsportlicher Ausdauerbetätigung, stellt sich die Frage: Habe ich ausreichend getrunken? Doch kaum ein Sportler oder Trainer kann diese Frage zufrieden stellend beantworten. Wer es genauer wissen möchte, kann seinen zusätzlichen Flüssigkeitsbedarf durch sportliche Aktivitäten ermitteln, indem er seine Schweißverluste bestimmt:

1. Stellen Sie sicher, dass Sie vor dem Training nahezu hydriert sind. Ihr Urin sollte klar sein.

2. Machen Sie ein Warm-up bis zu dem Punkt, an dem sich Schweiß bildet. Wenn nötig, lassen Sie Wasser.

3. Wiegen Sie sich unbekleidet auf einer genauen Waage.

4. Trainieren Sie eine Stunde in einer Intensität ähnlich zum Wettkampftag oder normaler freizeitsportlicher Aktivität.

5. Trinken Sie während des Sportes, wenn Sie Durst haben, eine abgemessene Menge eines mineralstoffreichen Mineralwassers oder einer Fruchtsaftschorle aus mineralstoffreichem Mineralwasser und Fruchtsaft im Verhältnis 2:1. Es ist wichtig, dass Sie messen, wie viel Flüssigkeit Sie während der sportlichen Aktivität aufnehmen.

6. Gehen Sie nach dem Sport nicht direkt auf die Toilette, um Wasser zu lassen.

7. Wiegen Sie sich nochmals unbekleidet auf der gleichen Waage wie in Punkt 3.

8. Sie können jetzt zur Toilette gehen und auch beginnen, den Flüssigkeitshaushalt mit zusätzlichem Trinken auszugleichen.

9. Berechnen Sie Ihren zusätzlichen Flüssigkeitsbedarf mit folgender Formel:

A. Setzen Sie Ihr Körpergewicht in Kilogramm von Punkt 3 ein ____________

B. Setzen Sie Ihr Körpergewicht in Kilogramm von Punkt 7 ein – ____________

C. Ziehen Sie B von A ab =____________

mal 1.000

D. Rechnen Sie Ihr Ergebnis in C in Gramm um,
indem Sie es mit 1.000 multiplizieren. =____________

E. Fügen Sie die Flüssigkeitsmenge ein,
die Sie während des Trainings in Milliliter getrunken haben. +____________

F. Addieren Sie E mit D. =____________

Die unter F ermittelte Zahl ist die Mindestmenge in Millilitern, die Sie zukünftig von einem mineralstoffreichen Mineralwasser oder einem Fruchtsaftgetränk aus Mineralwasser und Fruchtsaft im Mischungsverhältnis 2:1 in zeitlicher Nähe zur sportlichen Aktivität trinken sollten, um gut hydriert zu bleiben, maximal 80 % davon bereits während des Sports.

Denken Sie daran, dass Sie den Test wiederholen sollten, wenn sich nach gewisser Zeit Ihr Trainingszustand verbessert. Das ist wichtig, um festzustellen, ob sich Ihr Flüssigkeitsbedarf nicht verändert hat. Das Gleiche gilt, wenn Sie Ihr Training signifikant reduzieren oder erhöhen.

Wenn sich die zu erwartenden klimatischen Bedingungen für einen Wettkampf oder für längere sportliche Aktivitäten ändern, sollten Sie den Test möglichst nah an den neuen klimatischen Bedingungen wiederholen.

Sie wissen jetzt, wie viel Sie trinken sollen, aber denken Sie daran, dass das alleine nicht ausreicht, einer hitzeabhängigen Krankheit vorzubeugen. Wenn die Temperaturen steigen, müssen Sie mit einer etwas geringeren Intensität aktiv sein.

Wenn Sie festgestellt haben, wie viel Sie trinken müssen, sollten Sie damit anfangen, diese Getränkeaufnahme in Ihre Trainingseinheiten einzubauen. Während dieser Trainingseinheiten können Sie auch herausfinden, welche Getränkeart (Mineralwasser, Schorlen) Ihnen am besten schmeckt und am besten bekommt.

Richtig trinken – eine Gesundheitsvorsorge

In jüngster Zeit wird vermehrt über Nierensteinleiden bei Ausdauersportlern berichtet. Es ist nicht ausgeschlossen, dass die Bildung von Nierensteinen mit einer ungenügenden Flüssigkeitszufuhr in Zusammenhang gebracht werden muss. Es liegt nahe, dass die hohe Urinsättigung die Kristall- und Aggregatbildung begünstigt und eine Rolle in der Harnsteinbildung spielt. Deshalb stellt häufiger Flüssigkeitsmangel einen Risikofaktor für das Auftreten von Harnsteinen im Urin dar. Das Risiko wird noch dadurch erhöht, dass nach einer Belastung die Menge der harngängigen Substanzen erhöht ist.

Gehäufte Nierensteinleiden werden auch bei Boxern und Turnern beobachtet. Hierbei kann die Flüssigkeitsbeschränkung mit der Absicht, das Körpergewicht möglichst gering zu halten, eine Rolle spielen.

Ausreichendes Trinken ist somit nicht nur unter dem Aspekt der verbesserten Leistungsfähigkeit oder der schnellen Wiederherstellung zu sehen, sondern sie ist auch ein Mittel der Prophylaxe einiger pathologischer Erscheinungen im Sport.

Die richtige Getränketemperatur

Die Temperatur des Getränks hat nur einen geringen unmittelbaren Effekt auf die Körpertemperatur. Die Zufuhr von 250 ml mit einer Temperatur von 17 °C entzieht dem Körper etwa 20 kJ (5 kcal); die Zufuhr der gleichen Trinkmenge mit einer Temperatur von 42 °C gibt 8 kJ (2 kcal) an den Körper ab.

Kühle (8 – 10 °C), aber nicht eiskalte Getränke wirken erfrischend und belebend. Diese positive psychische Auswirkung ist nicht zu unterschätzen. Aus diesem Grund werden von Ausdauersportlern kühle Getränke bevorzugt. Traditionelle Vorschriften, die sich gegen kalte Getränke richten, sind fraglos irreführend. Die Annahme von möglichen Schäden beruht auf Vorurteilen. Es gibt keinen Einwand gegen die Aufnahme kühler Getränke durch magengesunde Sportler. Hier entscheidet die Erfahrung des Sportlers über die Temperatur der aufgenommenen Flüssigkeit. Eine zu große Menge kalter Getränke kann allerdings zu Störungen wie Völleempfinden, Scheinsättigung oder Appetitlosigkeit bis hin zum Schock führen.

Erwähnt sei, dass bei Tieren die Trinkmenge auch von der Wassertemperatur abhängt und dass Tiere spontan größere Mengen von warmer als von kalter Flüssigkeit aufnehmen.

Die Hauttemperatur steigt nach dem Trinken heißer Getränke an, wodurch die Wärmeabgabe negativ beeinflusst wird. Heiße Getränke steigern nach der Belastung die Schweißsekretion. Oftmals tritt wenige Minuten nach der Aufnahme ein Schweißausbruch ein, bekannt als gustatorisches Schwitzen. Kühle Getränke dagegen reduzieren das Schwitzen nach der Belastung nachhaltig.

Richtig trinken bei mentalen Aktivitäten

»Man ist, was man isst« – eine zeitgemäße Übertragung dieser bekannten Aussage lautet: »Man denkt, lebt und leistet, was, wann und wie viel man trinkt.«

Immer häufiger wird eine unzureichende Flüssigkeitsaufnahme bei Personen beobachtet, die geistige Leistungen in der Ausbildung, im Studium, im Beruf oder im Alltag zu erbringen haben. Ein derartiges Flüssigkeitsdefizit tritt auf, wenn beispielsweise nicht gefrühstückt wird. Es verstärkt sich, wenn Gelegenheiten fehlen oder nicht genutzt werden, diesen Flüssigkeitsmangel in den Folgestunden auszugleichen. In derartigen Situationen leben heute viele Schüler, Studenten und Berufstätige. Auch mit zunehmendem Alter und bei beruflichem Stress treten infolge eines mangelnden oder unterdrückten Durstgefühls kurzfristige Flüssigkeitsdefizite vermehrt auf. Die Betroffenen sind in der Aufmerksamkeit herabgesetzt, im Denken verlangsamt, weniger flexibel als sonst und konzentrationsgemindert. Zudem sind ihre Gedächtnisleistungen reduziert. Regelmäßig auftretende kurzfristige Flüssigkeitsdefizite erhöhen zudem das Risiko eines chronischen Flüssigkeitsdefizits.

Inwieweit provozierte Flüssigkeitsdefizite zu einem Nachlassen der geistigen Leistungsfähigkeit führen, konnte mit der Rosbacher Trinkstudie geklärt werden. Als Pilot-Studie wurden dazu Medizinstudenten nach ihrem Trinkverhalten während ihrer Abiturzeit befragt. Im Durchschnitt hatten die Medizinstudenten während der Abiturzeit mit rund zwei Litern an alkoholfreien Getränken pro Tag mehr als der Durchschnittsschüler konsumiert. Auffallend war jedoch, dass die Medizinstudenten mit besonders guten Abiturleistungen noch mehr getrunken hatten. Hier lag die Aufnahme an alkoholfreien Getränken bei rund 2,3 bis 2,5 Litern pro Tag. Es liegt somit die Vermutung nahe, dass bei einer insgesamt höheren Getränkeaufnahme auch ein besser über den Tag verteiltes Trinkverhalten vorliegt und so auch das Risiko von kurzfristigen (temporären) Dehydratationen geringer ist als bei Personen mit einer Getränkeaufnahme, die gerade den physiologischen Bedarf von 1,5 Litern pro Tag decken.

Trinken in der Schule verbessert die Lernleistungen der Schüler.

Im zweiten Teil der Studie wurden die Auswirkungen provozierter Flüssigkeitsdefizite mit psychometrischen Variablen wie der Informationsverarbeitung, der subjektiven Befindlichkeit und davon abhängige Größen im Alltag wie Lernleistung und Lebensqualität erfasst. Als eine zentrale Größe wurde die Kurzspeicherkapazität gemessen, die sich aus der Informationsverarbeitungsgeschwindigkeit und der Fähigkeit zusammensetzt, Informationen unmittelbar zu behalten (Gegenwartsdauer). Zudem wurde das Durchhaltevermögen bei einfachen mentalen Aufgaben bestimmt. Die Dokumentation subjektiver Beschwerden diente dazu, die Wirkung von Umgebungsfaktoren und sozialen Aspekten auf die Lebensqualität festzustellen.

Als Ergebnis dieser Studie konnte gezeigt werden, dass temporäre Flüssigkeitsdefizite die geistige Leistungsfähigkeit und das subjektive Befinden nachteilig beeinflussten. Starke Einbußen in der Kapazität des Kurzspeichers und der Gegenwartsdauer konnten festgestellt werden. Da sie nötig sind, um einen möglichst weiten Überblick über die Gesamtsituation zu bekommen, hat dieses Ergebnis für »Kopfarbeiter« besondere Tragweite. Die Informationsspeicherung in Lernsituationen sank ebenfalls. Das heißt, Personen, die zu wenig oder nicht regelmäßig trinken, erwerben weniger Wissen.

Den Einfluss der Flüssigkeitsaufnahme auf die Aufmerksamkeit im Frontalunterricht bei Medizinstudenten untersuchte der dritte Teil der Studie.

Anhand eines Erhebungsbogens wurden bei Medizinstudenten Zusammenhänge zwischen Flüssigkeitsaufnahme, mentaler Leistung und Hydratationszustand ermittelt. Hierzu wurden die Studenten in Trinkergruppen / Nicht-Trinkergruppen während der Lehrveranstaltung eingeteilt und mussten ihre Durstausprägung und den Wachheitsgrad (Aufmerksamkeitsniveau) subjektiv einschätzen.

Am Ende der Veranstaltung wurden die Lehrinhalte geprüft. Die Wachheitsgrade bzw. Aufmerksamkeitsniveaus sinken bei den Nichttrinkern und werden von den Trinkern gehalten bzw. gesteigert. Die Analysen der Wissensproben liefern Hinweise, dass durch das Trinken die Lernleistung steigt. Ein großer Teil der befragten Studenten sieht einen Zusammenhang zwischen dem Trinken und dem Studienerfolg.

Der vorerst letzte Teil der Rosbacher Trinkstudie untersuchte den Zusammenhang zwischen Flüssigkeitsaufnahme und Unterrichtsleistungen bei Grundschülern.

Bei Schülern der vierten Klasse wurde die Beziehung zwischen Flüssigkeitsaufnahme und Steigerung der Unterrichtsleistungen ermittelt. Über einen festgelegten Zeitraum wurden die Schüler unter wechselnden Bedingungen »mit Zusatzgetränk« und »ohne« anhand eines Beobachtungsbogens über Unterrichtsleistungen und -qualität von ihrem Lehrer beurteilt.

Bei vielen Schülern wurde eine Verbesserung der Flüssigkeitsbilanz erzielt. Eindeutig ist die Beurteilung der Lehrer, dass die Klassen unter der Bedingung »mit Zusatzgetränk« bessere Leistungen erbringen als ohne. Die verschiedenen Ergebnisse dieser Studie weisen darauf hin, dass es bei den Grundschülern an einer Trinkkultur fehlt.

Das richtige Trinken muss, spätestens mit Beginn der Grundschule, erlernt werden.

Die Ergebnisse der Trinkstudien belegen, wie sensibel die geistige Leistungsfähigkeit auf das Niveau der Flüssigkeitsversorgung anspricht. Daher ist es zur Erhaltung der maximalen geistigen Leistungsfähigkeit sinnvoll, sowohl auf eine ausgeglichene Tages-Wasserbilanz zu achten als auch kurzfristige Flüssigkeitsdefizite zu vermeiden. Es reicht nicht aus, Flüssigkeitsdefizite des Tages durch einen vermehrten Konsum von Getränken am Abend auszugleichen. Durstfreiheit ist eine Mindestbedingung für die bestmögliche Entfaltung der individuell maximalen geistigen Leistungsfähigkeit und Lebensqualität, aber nicht in jedem Fall eine hinreichende. Auch für Kopfarbeiter gilt: trinken, bevor der Durst kommt.

Ein perfektes Duo: Pausenfrühstück und Trinken im Unterricht

In einer Pilotstudie der Universität Dortmund und des Instituts für Sporternährung e.V. an vier bundesdeutschen Schulen konnte eindrucksvoll gezeigt werden, dass die Einnahme eines gemeinsamen Frühstücks in Kombination mit der Erlaubnis, während des Unterrichts zu trinken, die geistige Leistungsfähigkeit wie die Informationsverarbeitungsgeschwindigkeit und die Gegenwartsdauer der Schüler signifikant verbessert. Die Verbesserungen waren abhängig vom Sozialstatus und Bildungsniveau der Eltern:

Ergebnisse der Rosbacher Trinkstudien I – IV

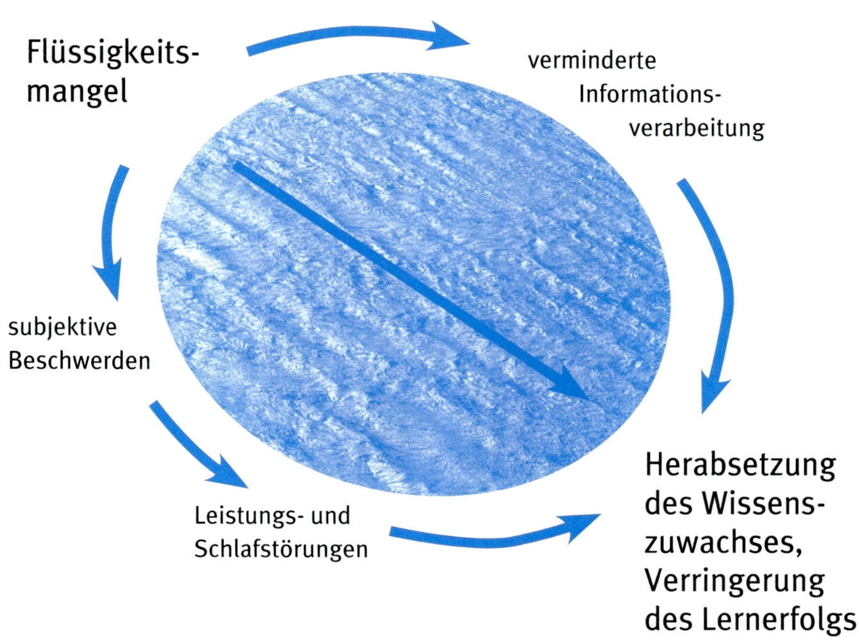
Flüssigkeits-
mangel
verminderte
Informations-
verarbeitung
Herabsetzung
des Wissens-
zuwachses,
Verringerung
des Lernerfolgs
Leistungs- und
Schlafstörungen
subjektive
Beschwerden

je geringer der Sozialstatus (Migrationsbiografie, unterdurchschnittliches Familieneinkommen, geringer Schulabschluss der Eltern), desto größer die Verbesserungen.

Aber auch in Gymnasialklassen mit einem überdurchschnittlichen Bildungsniveau und Sozialstatus der Eltern war ein deutlicher Anstieg der Leistungsfähigkeit messbar. Aus der Verbesserung der beiden Parameter durch ein gemeinsames Schulfrühstück mit integriertem Angebot eines mineralstoffreichen Mineralwassers mit einem Calcium-Magnesium-Verhältnis von 200 mg Calcium zu 100 mg Magnesium ergibt sich eine Verbesserung der Leistungsfähigkeit des Kurzspeichers.

Im Mittel konnte durch diese einfache Verhältnisprävention in der Schule der IQ der Schülerinnen und Schüler um durchschnittlich 10 Punkte verbessert werden.

Clever i(s)st, wer clever is(s)t

Es ist heute wissenschaftlich anerkannt, dass der IQ in einem direkten Zusammenhang mit den PISA-Ergebnissen der Organisation für wirtschaftliche Zusammenarbeit und Entwicklung (OECD) steht. Die erzielte Verbesserung des IQ um durchschnittlich 10 Punkte entspricht einer Steigerung der schulischen Leistungen um mehr als 30 PISA-Punkten. Bei einem PISA-Wert von 503 mit Platz 13 im Ranking, würde der PISA-Wert auf 537 ansteigen, was Platz 3 im OECD-Ranking entspricht.

»Die Jugend von heute liebt den Luxus, hat schlechte Manieren und verachtet die Autorität. Sie widersprechen ihren Eltern, legen die Beine übereinander und tyrannisieren ihre Lehrer.«
Sokrates, 470 – 399 v. Chr.

Kinder sind keine kleinen Erwachsenen

In keiner Phase der Lebens ist eine »bedarfsgerechte« Ernährung so wichtig wie in der Kindheit. Zum einen ist in diesem Lebensabschnitt der Nährstoffbedarf bezogen auf Körpergewicht und -größe höher als bei Erwachsenen. Zum anderen werden in diesem Alter Ernährungsgewohnheiten, -präferenzen und -aversionen geprägt.

Die Unterstützung der sportlichen Leistungsfähigkeit durch ein abgestimmtes Ess- und Trinkverhalten ist bei Kindern und Jugendlichen zweitrangig. An erster Stelle steht die optimale körperliche und geistige Entwicklung. Doch gerade bei dem wichtigsten Lebensmittel, dem Wasser, liegt der Verzehr bei Kindern und Jugendlichen im Durchschnitt 20 % unter den Empfehlungen. So konnte das Forschungsinstitut für Kinderernährung, Dortmund (FKE) im Rahmen der DONALD-Studie (2000) dokumentieren, dass bereits Einjährige zu wenig trinken. Bei Klein- und Schulkindern so-

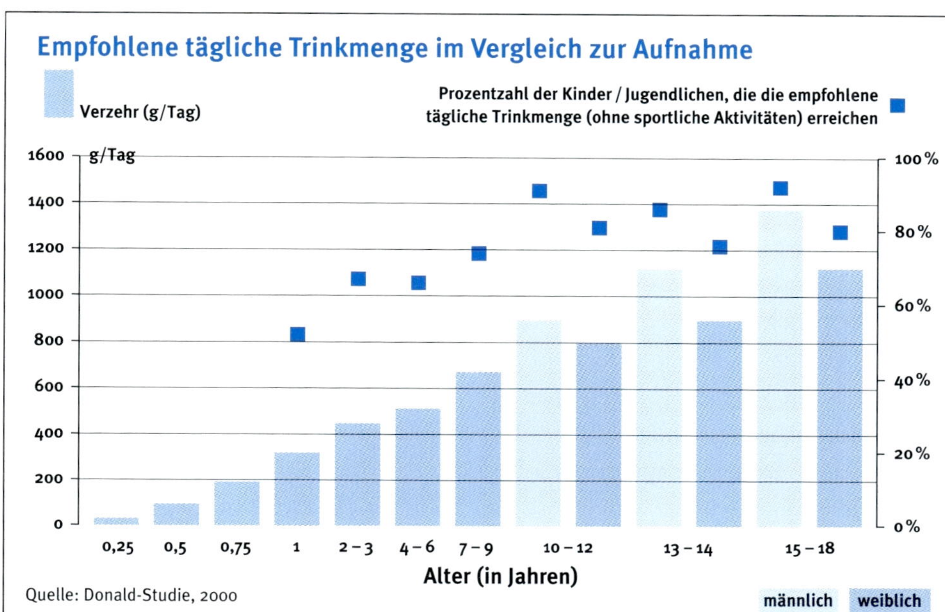

wie bei jugendlichen Mädchen waren die täglichen Trinkmengen besonders niedrig. Als Folge zu geringer Trinkmengen können bereits Befindlichkeitsstörungen auftreten, die Konzentration und die schulischen Leistungen vermindert sein. Langfristig steigt auch das Risiko, an Nierensteinen zu erkranken.

Interessant ist in diesem Zusammenhang, dass sich durch eine niedrige Wasserzufuhr bereits im Kindesalter auch die Prävalenz für Adipositas verstärkt.

Der Anteil der Getränke an der Gesamtverzehrsmenge steigt von weniger als 3 % beim Säugling auf bis zu 48 % bei Jugendlichen an. Das verdeutlicht, warum Wasser das wichtigste Lebensmittel ist. Jungen trinken absolut gesehen mehr als Mädchen. Der Anteil der Getränke am Gesamtverzehr ist aber etwa gleich hoch. Männliche bzw. weibliche Jugendliche trinken im Durchschnitt 1,4 l bzw. 1,1 l pro Tag.

Trinken will gelernt sein

Regelmäßig ein Glas Wasser (200 ml) pro Tag mehr würde im Durchschnitt ausreichen, den Getränkeverzehr auf das gewünschte Niveau zu erhöhen. Besonders die Eltern sind hier gefordert. Sie sollten den Nachwuchs motivieren, öfter zum Glas zu greifen. Es stehen jedoch oft alte Vorurteile im Weg: So glauben viele Eltern irrtümlicherweise noch immer, dass Kleinkinder früher »sauber« werden, wenn sie weniger trinken. Auch wird bei den Hauptmahlzeiten z. B. nicht mehr gegessen, wenn weniger getrunken wird. Tipps zur Umsetzung des Glases »mehr« am Tag gibt die Tabelle auf der folgenden Seite.

Erhöhter Wasserbedarf, aber schlechtere Thermoregulation bei Kindern

Im Vergleich zu Erwachsenen haben Kinder einen erhöhten Wasserbedarf. Ihr Wasseranteil im Körper und der Wasserstoffwechsel im Verhältnis zu Körpergewicht und Körperoberfläche ist gegenüber Erwachsenen deutlich größer.

Daher sind Kinder und Jugendliche in besonderem Maße von Flüssigkeitsverlusten – z. B. beim Sport – betroffen. Sie produzieren relativ zu ihrer Körpermasse mehr Wärme, haben aber eine geringere Schweißproduktion als Erwachsene. Ihre Thermoregulation arbeitet nicht so effektiv wie bei Erwachsenen. Obwohl die Anzahl der Schweißdrüsen nahezu identisch mit der Erwachsener ist, ist die Schweißrate trotzdem um den Faktor 2,5 geringer. Die Schweißdrüsen produzieren bei gleicher Belastung noch deutlich weniger Schweiß. Zudem ist die Körpertemperatur, bei der mit der Schweißsekretion begonnen wird, bei Kindern höher als bei Erwachsenen. Bei geringen Flüssigkeitsdefiziten kommt es daher bei Kindern bereits zu einem schnelleren Anstieg der Körpertemperatur. Das Risiko von Hitzeschäden beginnt bei Kindern auf einem niedrigeren Dehydratationsniveau. Je kleiner das Kind, je höher der Anteil an Körperfett und je größer der Body Mass Index (BMI), umso größer das Risiko und umso früher muss mit Hitzeschäden gerechnet werden. Daher verbieten sich

Tipps für das tägliche Glas »mehr« bei Kindern und Jugendlichen

- Bei allen Mahlzeiten auch ein Getränk einplanen.
- Kinder sind kleine Hedonisten: Getränke müssen schmecken und Trinken muss Spaß machen. Kinder und Jugendliche achten beim Verzehr von Lebensmitteln besonders auf den Geschmack (81 %), Zutaten (25 %) sind weit weniger wichtig. Daher gilt: Das Getränk muss schmecken. Nur was schmeckt, wird auch getrunken!
- Kinder sind das Produkt dessen, was man ihnen vorlebt, daher selber regelmäßig ausreichende Mengen trinken. Nur durch vorgelebte Getränkevielfalt können langfristig die empfohlenen Trinkgewohnheiten entwickelt werden.
- Kinder lieben Lebensmittel, die mehrere Sinne gleichzeitig ansprechen (Synästhesie, polysensuelle Wahrnehmung). Getränke sollten daher auch »gut riechen«, ansprechend aussehen und in einer fantasievollen Umgebung (z. B. mit dem Dino als »Mittrinker«) angeboten werden.
- Das Auge trinkt mit: auf Geschirr, Details und Accessoires achten.
- Nur wer sein Kind beobachtet und es nach individuellen Trinkvorlieben und -abneigungen befragt, kann diese auch berücksichtigen!
- Besonders Obst als polysensuelles Lebensmittel lässt sich ideal mit Mineralwasser oder Säften zu polysensuellen Getränken verarbeiten.
- Kontaktlernen: Kinder entwickeln Vorlieben, wenn ihnen empfehlenswerte Getränke wiederholt und ohne Zwang angeboten werden.
- Getränke immer verfügbar halten und sichtbar positionieren (auch im Kinderzimmer!).
- Das Angebot zählt: Je größer die Vielfalt der zur Verfügung stehenden Getränke, desto mehr wird auch insgesamt getrunken.

körperliche Belastungen bei Kindern, wenn die Umgebungstemperatur die Hauttemperatur übersteigt.

Die notwendige Trinkmenge hängt vom Alter, der körperlichen Leistung und Verfassung und auch vom Klima ab. Die Mindestmenge für ein zweijähriges Kind beträgt etwa 750 ml am Tag. Kinder im Alter zwischen vier und sieben Jahren sollten eine Gesamtwassermenge (resultierend aus der Trinkmenge und Wasser aus festen Lebensmitteln) von mindestens 75 ml je Kilogramm Körpergewicht am Tag verzehren (zum Vergleich: Erwachsene nur 35 ml/kg Körpergewicht). Wird selbstständig mehr getrunken, umso besser. Bei Zehnjährigen ist die empfohlene Trinkmenge noch höher. Über den Tag verteilt wird deutlich mehr als ein Liter Flüssigkeit aus Getränken empfohlen. Werden öfter kleinere Mengen getrunken, ist auch diese Trinkmenge leicht zu realisieren.

Experten empfehlen zwar übereinstimmend einen mäßigen Zuckerverzehr. Sie sprechen sich aber gleichzeitig gegen *ein Verbot* von Zucker in der Ernährung von Kindern aus. Dies trifft vor allem auf den Konsum gesüßter Getränke in zeitlicher Nähe zum Sport zu. Denn neben dem Wasseranteil können leicht gesüßte Getränke (3 – 6 g Zucker pro 100 ml) schnell und effizient die Energie liefern, die in der Trainings- und Halbzeitpause, beim Seitenwechsel und nach dem Sport benötigt wird.

Richtiges Trinken bestimmt bei sportiven Kids die Leistungsfähigkeit

Im Vergleich zu erwachsenen Sportlern haben sportive Kids neben dem relativ betrachtet höheren Wasserbedarf eine schlechtere Thermoregulation. Umfangreiche und intensive Belastungen können daher früher zum Abbruch der Leistung oder gar zu sportbedingten Hitzeschäden führen als beim Erwachsenen. Besonders Kinder sollten bei hohen Umgebungstemperaturen auf Anzeichen für Hitzestress beobachtet werden.

Ist die Wasseraufnahme über einen längeren Zeitraum zu gering, lässt die Konzentration nach und die Leistungsfähigkeit in koordinativ anspruchsvollen Sportarten und in der Schule ist vermindert. Auch die Sensitivität des Durstgefühls nimmt ab. Folge: Auch mit zunehmendem Alter wird wenig getrunken und auch das bewusste Erhöhen der Trinkmenge fällt schwerer.

Das richtige Trinken im Sport beginnt für Kinder und Jugendliche lange vor der eigentlichen Belastung. Das Training oder den Wettkampf ausreichend hydriert zu beginnen, ist die oberste Zielsetzung. Betreuer und Trainer sollten durch regelmäßiges Fragen und Beobachten die Getränkeaufnahme vor Sportbeginn kontrollieren.

Während und nach dem Sport gilt es, Wasser und Elektrolyte so schnell wie möglich zu ersetzen. Wichtig: Durst ist gerade beim Sport kein ausreichender Indikator für Flüssigkeitsmangel. Daher ist die geplante und überwachte Getränkeaufnahme sinnvoll. Sportlich aktive Kinder und Jugendliche sollten dazu angehalten werden, bewusst und vor Eintreten eines Durstgefühls zu trinken.

Verlorene Flüssigkeit ist schnellstmöglich zu ersetzen. Ein sportgerechtes Trinkverhalten unterstützt besonders bei Kindern die Leistungsfähigkeit, da die Belastungen leichter fallen und so Freude und Spaß am Sport erhalten bleiben.

Flüssigkeitsersatz für Kinder und Jugendliche im Sport

	Trinkmenge (ml)	
Zeit	**Bis 12 Jahre**	**12 – 16 Jahre**
45 Minuten vor Aktivität	150 – 250	300 – 400
während Aktivität (alle 15 – 20 Minuten)	75 – 100	100 – 200
sobald wie möglich nach der Aktivität	ideal: 130 % des Schweißverlustes als Gesamt-Zusatz-Trinkmenge	

Fruchtsaftschorlen aus mineralstoffreichem, natriumhaltigen Mineralwasser mit Saft im Verhältnis 1:1 bis 3:1 gemischt sind als Sportgetränke in der Regel ausreichend.

Die Einstellung von Eltern, Betreuern und Trainern trägt entscheidend zum richtigen Trinkverhalten von Kindern und Jugendlichen im Sport bei. Kinder und Jugendliche sollten gerade im Sport schon früh mit dem Thema richtiges Trinken konfrontiert und dafür interessiert werden.

Neben der Gesamttrinkmenge und der Getränkeauswahl ist auch der Zeitpunkt der Getränkeaufnahme bestimmend für Wohlbefinden und Leistungsfähigkeit. Hier heißt es ausreichend UND regelmäßig trinken. Infolge eines fehlenden oder unterdrückten Durstgefühls können kurzfristige Flüssigkeitsdefizite vor allem bei aktiven Kindern und Jugendlichen unbemerkt bleiben, aber dann akut zum Abbruch der Leistung oder zur Überhitzung führen.

Die Tabelle auf Seite 106 gibt einen Überblick über die empfohlenen Trinkmengen für Kinder und Jugendliche im Sport.

Früher an später denken: Calcium

Nicht nur der Wasser-, auch der Nährstoffbedarf liegt beim Kind bezogen auf seine Körpergröße wesentlich höher als beim Erwachsenen. Zwar gibt es in unseren Breiten keinen eindeutig bestimmbaren Vitamin- oder Mineralmangel, doch die Versorgung ist nicht bei allen Nährstoffen optimal. Das derzeit größte Ernährungsdefizit bei Kindern im deutschsprachigen Raum stellt die ausreichende Versorgung mit Calcium dar. Eine calciumreiche Ernährung ist für das Erreichen einer möglichst großen Knochendichte neben angemessenen Bewegungsumfängen und ausreichender Sonnenlichtexposition unerlässlich. Da die Einlagerung von Calcium in die Knochen zum großen Teil während der Pubertät verläuft, ist in dieser Phase besonderer Wert auf eine angemessene Calciumzufuhr zu legen. Je nach Alter sind bis zu 1.200 mg Calcium am Tag empfehlenswert.

Milch (120 mg Calcium/100 ml) und Milchprodukte (etwa 115 mg Calcium/100 g) sind gute Calciumlieferanten. Und auch zahlreiche Mineralwässer mit mehr als 200 mg Calcium/l und idealerweise einem 2:1-Verhältnis von Calcium zu Magnesium können in wünschenswerter Weise und kalorienfrei zur Bedarfsdeckung beitragen.

Auch die Forderung, dass calciumreiche Lebensmittel auf mehrere Mahlzeiten über den Tag verteilt werden sollten, lässt sich mit Getränken leichter realisieren. Denn aus vielen kleinen Portionen wird relativ mehr Calcium aufgenommen als aus wenigen großen.

Mineralwässer mit einem nennenswerten Calciumgehalt sind daher als Basisgetränke für Kinder und Jugendliche besonders empfehlenswert. Oft werden Kindergartenkindern aber Mineralwässer angeboten, die mit der Bezeichnung »Für die Säuglingsernährung geeignet«

versehen sind. Dieser Hinweis darf nur erfolgen, wenn entsprechende Richtlinien der Mineral- und Tafelwasserverordnung (MTVO) eingehalten werden. Hier ein Auszug der aktuellen Anforderungen für die Bezeichnung »Geeignet für die Zubereitung von Säuglingsnahrung«, die bei der Abgabe an den Verbraucher eingehalten werden müssen:

Inhaltsstoffe	**gesetzl. Grenzwerte**
Natrium	≤ 20 mg/l
Nitrat	≤ 10 mg/l
Nitrit	≤ 0,02 mg/l
Sulfat	≤ 240 mg/l
Mangan	≤ 0,05 mg/l
Arsen	≤ 0,005 mg/l

Bei Wässern, die für die Zubereitung von Säuglingsnahrung zugelassen sind, gilt zudem ein strenger Fluorid-Grenzwert von 0,7 mg/l Wasser. Mineralwässer mit einem Fluoridgehalt ab 1,5 mg/l müssen einen Warnhinweis in unmittelbarer Nähe der Verkehrsbezeichnung tragen: »Enthält mehr als 1,5 mg/l Fluorid: Für Säuglinge und Kinder unter 7 Jahren nicht zum regelmäßigen Verzehr geeignet«.

Mineralwässer für die Zubereitung von Babynahrung sind damit immer natriumarm und enthalten meist auch sehr geringe Mengen weiterer Mineralstoffe wie Calcium und Magnesium. Die Niere des Säuglings ist noch nicht voll funktionsfähig und wäre mit höheren Natriumanteilen überfordert. Daher ist die Verwendung diese Wässer für Säuglinge unbedingt anzuraten. Aber aktive Kids ab dem Kindergartenalter benötigen vermehrt Mineralstoffe. Ihre Nieren sind voll funktionsfähig. Daher sollten sie Mineralwässer angeboten bekommen, die ihrem Namen alle Ehre machen und tatsächlich auch Mineralstoffe liefern. Kein Erwachsener käme auf die Idee, regelmäßig Gläschenkost für Säuglinge zu verzehren. Doch bei Mineralwässern scheint dies zu Unrecht ein Gütekriterium für die Eignung auch bei größeren Kindern und bei Erwachsenen zu sein. Dem ist nicht so, auch wenn einige Trendwässer damit werben, dass sie besonders mineralstoffarm, für die Säuglingsernährung geeignet und damit besonders »rein« seien. Denn was für Säuglinge notwendig ist, muss für sportlich Aktive nicht gut sein. Mineralstoffreiche Mineralwässer bieten die Chance, je nach Mineralisation neben dem notwendigen Wasser auch wichtige Sport- und Entwicklungsmineralstoffe wie Calcium aufzunehmen, und das ganz kalorienfrei. Deshalb lohnt es sich auch bei der Mineralwasserwahl für Kinder, ob für die Schule oder den Sport, das Etikett zu studieren.

Wird das Mineralwasser in zeitlicher Nähe zu sportlichen Aktivitäten getrunken, sollte es gerade nicht für die Säuglingsernährung geeignet sein, denn ansonsten wäre der Natriumgehalt zu niedrig.

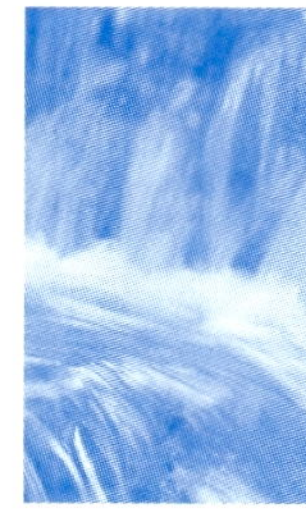

»Ein leerer Magen ist ein schlechter Ratgeber.«
Albert Einstein

Trinktipps für Beruf und Job

Fit am Arbeitsplatz – durch richtiges Trinken

Nicht nur während sportlicher Aktivitäten, auch am Arbeitsplatz, im Büro oder in der Werkstatt sollte ausreichend und rechtzeitig getrunken werden. Selbst ohne körperliche Aktivität, zum Beispiel bei Büroarbeiten, verdunstet permanent Flüssigkeit. Über die Atmung und über die Haut verliert man beständig Flüssigkeit, die ersetzt werden muss. Bereits geringe Verluste führen zu mentalen Leistungseinbußen: Man wird unkonzentriert und müde. Mineralwasser und Erfrischungsgetränke können hier helfen. Die richtigen Arbeitsplatzgetränke erfüllen aber noch einen weiteren Zweck: Sie können einen nennenswerten Beitrag zur Mineralstoff- und Vitamin-Versorgung leisten.

Durst reguliert die Flüssigkeitsbilanz nur sehr grob und hinkt der Notwendigkeit zu trinken immer hinterher. Erst ab einem Wasserdefizit von etwa 1 % des Körpergewichtes stellt sich der Durst ein. Unter Stressbedingungen (Termindruck, Telefon, Besprechungen …) wird das Durstgefühl zusätzlich unterdrückt und erst sehr viel später wahrgenommen. Wann immer der Durst sich meldet, es liegt bereits ein leistungsminderndes Flüssigkeitsdefizit vor. Trinken, bevor der Durst sich meldet – dies gilt gleichermaßen für Profi- und Freizeitsportler, für den Büroarbeiter, der 6 – 8 Stunden am Schreibtisch sitzt, sowie für Personen, die körperlich hart arbeiten wie Handwerker oder Bauarbeiter

Als Autofahrer haben wir die Tankanzeige unseres Wagens fast immer im Blick und sind über den Benzinpegel jederzeit bestens informiert. Rechtzeitig wird für Nachtanken gesorgt. Denn das Risiko, auf halber Strecke irgendwo stehen zu bleiben, gehen wir lieber nicht ein. Und wie ist es bei unserem Körper? Reagieren wir hier auch so prompt mit dem Getränke- und Flüssigkeitsnachschub, wenn unsere Tanknadel für den Wasserhaushalt in den Reservebereich abzurutschen droht? Im Sport ist dieses schon zu einer bewährten Regel geworden, am Arbeitsplatz ist dieses Verhalten jedoch noch viel zu oft die Ausnahme. Dabei müssen wir uns darüber im Klaren sein, dass wir bei Missachtung unseres Wasserhaushaltes riskieren, auch im Beruf nicht mehr voll leistungsfähig zu sein. Zwar bleiben wir nicht einfach wie unser Auto stehen. Aber wir werden müde, unkonzentriert und langsamer beim Denken. Besprechungen werden viel weniger effektiv und ziehen sich in die Länge, Tipp- und Schreibfehler am PC nehmen zu, selbst Arbeitsunfälle und Produktionsfehler werden deutlich mehr. Eine Vielzahl von Studien konnte zeigen, dass ein arbeitsplatzgerechtes Getränkeangebot im Betrieb mit dazu beitragen kann, die Unfallhäufigkeit am Arbeitsplatz zu verringern, den Krankenstand und die Arbeitsunfähigkeitstage zu reduzieren sowie der zähen Mischung aus körperlicher Unpässlichkeit und lustlos verrichteter Arbeit zu begegnen.

Mehr Nährstoffe pro Kalorie – Mineralwasser und zeitgemäße Erfrischungsgetränke helfen

Der Energie-/Kalorienbedarf nahm und nimmt bei dem Wandel in der Berufswelt zu mehr sitzenden Tätigkeiten stärker ab als der Wasserbedarf. Mit verringerter Energiezufuhr steigt die Notwendigkeit, Vitamine und Mineralstoffe mit kalorienfreien oder -reduzierten Erfrischungsgetränken aufzunehmen, zum Beispiel die Mineralstoffe Calcium und Magnesium mit kalorienfreiem Mineralwasser, die Vitamine C, E und Folsäure mit zeitgemäßen Erfrischungsgetränken. Je geringer der Energie-/Kalorienbedarf, desto höher das Risiko, bei einer bedarfsgerechten Energie-/Kalorienzufuhr zu wenig Vitamine und Mineralstoffe aufzunehmen. Die Gefahr eines Vitamin-, Mineralstoff- und Flüssigkeitsmangels ist heute höher als noch vor 40 oder 50 Jahren. Arbeitsplatzgerechte Getränke können unter Berücksichtigung des Kaloriengehaltes einen wertvollen Beitrag zur Mineralstoff- und Vitaminversor-

Nährstoffdichte im Vergleich

(Schorle: 50 % Saft und 50 % Mineralwasser, am Beispiel eines calcium- und magnesiumreichen Mineralwassers)

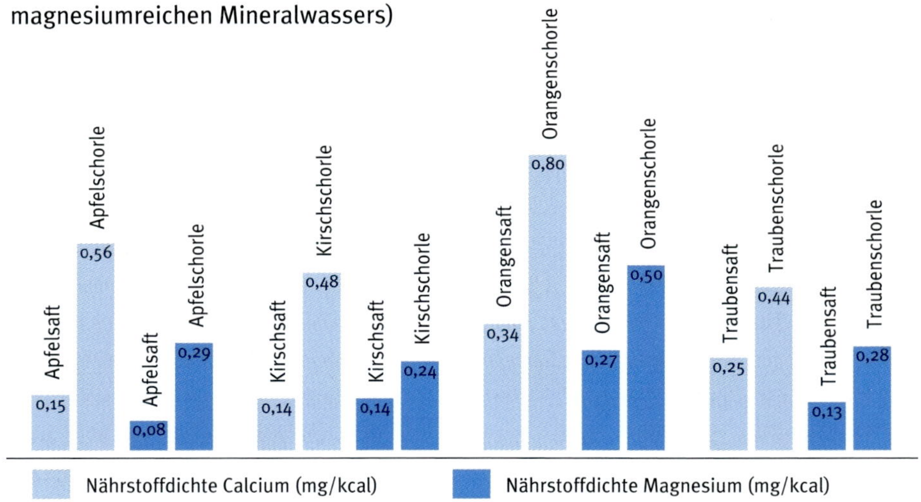

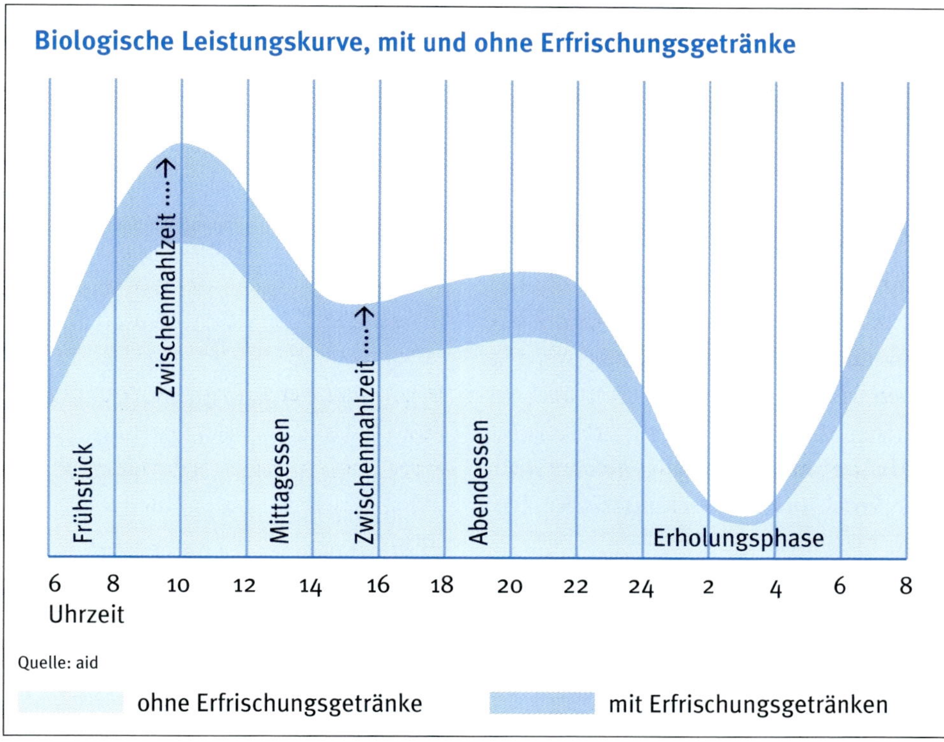

gung leisten und somit das Risiko eines Vitamin- und Mineralstoffmangels verringern.

Richtig trinken im Tagesverlauf

Im Tagesverlauf gibt es natürliche Schwankungen der individuellen Leistungsfähigkeit, bedingt durch unsere »innere« biologische Uhr. Wer kennt es nicht: Am Arbeitsplatz führt dieser natürliche Rhythmus zu einem Auf und Ab. Auch wenn die biologische Leistungskurve nicht gänzlich außer Kraft gesetzt werden kann, ein zeitgemäßer Trinkrhythmus mit den richtigen Getränken kann den Tiefs des Tages effektiv und gezielt entgegenwirken. Kohlenhydrathaltige Erfrischungsgetränke (Fruchtsaftschorlen, vitaminisierte Erfrischungsgetränke) liefern den notwendigen Treibstoff für mentale und körperliche Leistungen. Denn nicht nur Muskeln benötigen Energie: Das Gehirn verbraucht pro Tag durchschnittlich 120 bis 150 Gramm Kohlenhydrate.

Je fester die Nahrung und je komplexer die aufgenommenen Kohlenhydrate, zum Beispiel aus Getreide oder Müsli, desto langsamer ist die Resorption (Aufnahme). Aus Fruchtsaftschorlen und vitaminisierten Erfrischungsgetränken werden die Kohlenhydrate relativ schnell ins Blut aufgenommen. Bei akutem Leistungs- und Konzentrationsabfall ist dies von großem Vorteil, da der Blutzuckerspiegel mit Erfrischungsgetränken stabilisiert und das Gehirn schneller wieder mit Energie versorgt werden kann als durch feste Zwischenmahlzeiten. Um extremen Tiefpunkten in der biologischen Leistungskurve gezielt entgegenzuwirken, sollte man am Schreibtisch/Arbeitsplatz stets genügend mineralstoffreiches Mineralwasser oder Fruchtsaftschorlen gut sichtbar in Reichweite stellen und über den Tag verteilt ein bis zwei Flaschen trinken.

Mal etwas anders gedeckt: der Arbeits- und Besprechungstisch

Bei Besprechungen, die länger als eine Stunde dauern, findet sich fast überall das gleiche Bild auf den Tischen: Kaffee und Kekse. Nun ist Kaffee sicherlich besser als gar nichts. Aber ist es als alleiniges Besprechungsgetränk optimal? Was ist, wenn ein wichtiger Besprechungstermin gerade im Tiefpunkt der physiologischen Leistungskurve angesetzt ist?

... seien Sie länger fit als Ihr Gesprächspartner

Zu jeder Besprechung und in jedes Büro gehören ein magnesiumreiches Mineralwasser sowie eine Auswahl von zeitgemäßen Durstlöschern wie Fruchtsaftschorlen. Wer öfter und ausreichend trinkt, denkt besser und schneller. Mit einem zeitgemäßen Trinkverhalten kann die biologische Leistungskurve den Tagesanforderungen angepasst werden. Sowohl unter betriebswirtschaftlichen als auch unter arbeitsmedizinischen Gesichtspunkten ist es daher durchaus sinnvoll, wenn der Arbeitgeber die Kosten der Arbeitsplatzgetränke (nicht nur der Besprechungsgetränke ...) übernimmt. Durch höhere Produktivität – am Fließband, in der Werkstatt und im Büro –, durch effektivere und konstruktivere Besprechungen und Meetings etc. werden die Kosten für den freien Getränkekonsum während der Arbeitszeit um ein Vielfaches wieder »eingespielt«.

Tipps für das ausreichende Trinken:

- Trinken Sie mindestens 1 bis 2 Flaschen (Mineralwasser und/oder Schorlen) über den Arbeitstag verteilt.
- Stellen Sie am Arbeitsplatz immer ein Getränk in sicht- und greifbare Nähe. So werden Sie automatisch daran erinnert, regelmäßig zu trinken.
- Stellen Sie direkt neben dem Kaffeeautomaten die Kiste Mineralwasser, Fruchtsaftschorle, Near-Water-Getränke (s. S. 137) auf.
- Gestalten Sie die Getränkeauswahl abwechslungsreich.
- Überprüfen Sie Ihre Trinkmenge während der Arbeitszeit, zum Beispiel durch das Führen eines Trinktagebuches.
- Gewöhnen Sie sich daran, vor dem Mittagessen immer ein Glas Mineralwasser zu trinken.

»Sportler leben nicht unbedingt länger als Nichtsportler, sie sterben aber gesünder!«
Prof. Wildor Hollmann

Trinktipps fürs Jungbleiben

Wirksames Anti-Aging durch ausreichende Flüssigkeitszufuhr

Der in den vergangenen 100 Jahren erfolgte Anstieg der mittleren Lebenserwartung auf mittlerweile 77,6 Jahre beim Mann und 82,7 Jahre bei der Frau und die deutliche Zunahme des Anteils hoch- und höchstbetagter Menschen in der Bevölkerung spiegeln eindrucksvoll die genetischen Möglichkeiten wider, gesund alt zu werden.

Für die Formulierung von Ess- und Trinkempfehlungen ist es wichtig, Alter und Altern nicht als Krankheit, sondern als einen Entwicklungsprozess zu begreifen. So sind beispielsweise viele elementare Körperfunktionen zum Zeitpunkt der Geburt noch nicht ausreichend entwickelt, um den Organismus zu einem selbstständigen Leben zu befähigen. Die Organsysteme (Muskelmasse, Knochenbau ...) entwickeln sich nach der Geburt noch weiter und erreichen ihren Maximalwert manchmal erst nach 20 bis 30 Jahren und übersteigen kritische Minimalanforderungen oft um ein Vielfaches und ermöglichen so beispielsweise im sportlichen Bereich das Erzielen von Höchstleistungen. Der sich anschließende biologische Alterungsprozess bringt eine Abnahme der maximalen Leistungsfähigkeit mit sich, die wegen der Kapazitätsreserven allerdings im Alltagsleben nicht gleich zu spürbaren Leistungseinbußen führt. Das Ausmaß dieser Abnahme wird einerseits durch unsere genetische Veranlagung und andererseits durch unseren Lebensstil und insbesondere auch durch unser Ess- und Trinkverhalten beeinflusst.

Einflussfaktoren auf die Nahrungszufuhr im Alter

Physiologische Altersveränderungen

- Verminderung des Energie-/Kalorienbedarfs
- Abnahme des Durstempfindens
- Veränderte Hunger- und Sättigungsregulation
- Abnahme des Geschmacksvermögens bzw. Änderung des Geschmacks
- Abnahme des Geruchsvermögens

Geistige und psychische Veränderungen

- Vergesslichkeit, Verwirrtheit, Demenz
- Depressionen
- Einsamkeit

Viele der mit dem Älterwerden oft beobachteten Leistungseinbußen werden zu Unrecht als altersbedingt beschrieben. So wird zum Beispiel der mit zunehmendem Alter einhergehende Knochen- und Muskelabbau in vielen Lehrbüchern immer noch als altersbedingt dargestellt. Bei genauerer Betrachtung zeigt sich jedoch, dass diese Prozesse lediglich altersassoziert und nicht altersbedingt sind. Die Prozesse können durch aktive Maßnahmen positiv beeinflusst werden. Denn auch im Alter wird durch entsprechende Übungen Muskelmasse erhalten oder wieder aufgebaut. Osteoporose kann durch eine ausreichende Zufuhr an Calcium und Vitamin D sowie regelmäßige körperliche Belastung verlangsamt werden. Die mentale und körperliche Leistungsfähigkeit kann durch ausreichende Getränkeaufnahme im Alter stabilisiert werden. Ein großer Teil der mit zunehmendem Alter zu beobachtenden Gedächtnisprobleme kann durch regelmäßiges geistiges Training und eine vermehrte Aufnahme alkoholfreier Getränke verbessert werden. Menschen, die zu wenig trinken, erschweren den Nieren die Aufgabe, Stoffwechselendprodukte wie zum Beispiel Harnstoff und Harnsäure auszuscheiden. Verbleiben diese aber in zu hohen Konzentrationen im Blut, so können Müdigkeit, Abgeschlagenheit, Verwirrung oder Vergesslichkeit, ja sogar Vergiftungserscheinungen die Folgen sein.

Durchschnittlicher Körperwasseranteil in Abhängigkeit vom Alter

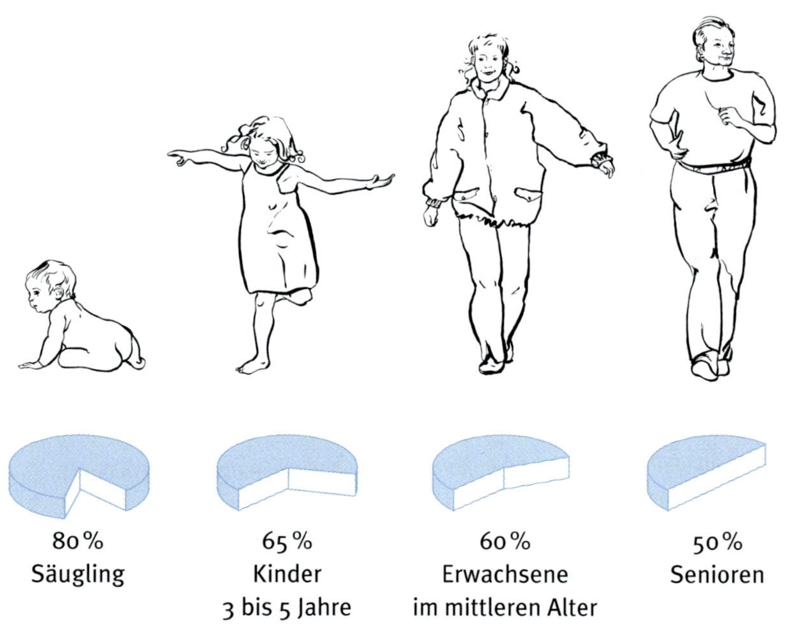

Tipps für das ausreichende Trinken

- Stellen Sie sich schon morgens die Menge bereit, die Sie täglich trinken wollen.
- Stellen Sie sich eingeschenkte Getränke immer in Reichweite.
- Gewöhnen Sie sich an, immer zum Essen ein Glas Mineralwasser zu trinken.
- Gönnen Sie sich Pausen. Nutzen Sie diese für einen erfrischenden Schluck.
- Kontrollieren Sie sich: Zählen Sie abends die getrunkene Flüssigkeitsmenge zusammen.

Der Nahrungs- und Flüssigkeitsbedarf junger Senioren und Seniorinnen unterscheidet sich nur unwesentlich von dem der im Erwerbsleben stehenden Erwachsenen. Für eine bedarfsgerechte Ernährung spielt daher die Getränkeaufnahme eine wichtige Rolle. Diese wird jedoch von älteren Menschen unterschätzt, zumal das Durstgefühl nachlässt. Wird zu wenig getrunken, kommt es zu einer Austrocknung des Körpers, begleitet von Antriebslosigkeit und verminderter Leistungs- und Merkfähigkeit.

Im Rahmen der Heidelberger Bethanien-Ernährungsstudie wurden bei fast der Hälfte der 300 untersuchten Personen bei Aufnahme ins Krankenhaus eine Exsikkose, eine Austrocknung des Körpers bei starkem Flüssigkeitsverlust, festgestellt. Fast 75 % der älteren Personen trinken weniger als 1,5 Liter pro Tag, so das Ergebnis dieser Studie. Eine Studie der Universität Gießen ergab ein ähnliches Ergebnis: 73 % der befragten Gießener Bürger gaben an, weniger als 1,5 Liter zu trinken, 26 % davon sogar weniger als 1,0 Liter.

Mit zunehmendem Alter wird es immer wichtiger, bewusst auf eine ausreichende Getränkeaufnahme zu achten. Der Organismus des älteren Menschen ist durch einen geringen Körperwassergehalt und nachlassendes Durstempfinden anfälliger für Störungen im Wasserhaushalt. Eine zu geringe Wasserzufuhr – eventuell in Verbindung mit erhöhten Flüssigkeitsverlusten – führt schneller zu Störungen im Gleichgewicht zwischen Wasserzufuhr und Ausscheidung als in jüngeren Jahren. Zudem braucht der ältere Organismus aufgrund der geringeren Anpassungsfähigkeit länger, um eine zeitweilige Störung wieder auszugleichen. Damit es nicht so weit kommt, muss eine regelmäßige ausreichende Getränkezufuhr gesichert sein.

Der tägliche Flüssigkeitsbedarf liegt bei etwas 2,0 bis 2,5 Liter pro Tag. Diese Menge setzt sich aus dem in Lebensmitteln enthaltenen Wasser und verschiedenen Getränken zusammen. Durch Getränke sollte täglich ein Anteil von 1,5 bis 2,0 Litern gedeckt werden. Wichtig: In Situationen erhöhten Bedarfs, zum Beispiel bei vermehrtem Schwitzen, in warmen Räumen, bei Fieber sowie bei Durchfall oder Erbrechen sollte entsprechend mehr getrunken werden.

Es ist nie zu spät, mit dem ausreichenden Trinken zu beginnen.

Zweifelsfrei ist es gerade für ältere Menschen nicht leicht, ausreichend zu trinken. Das Durstempfinden lässt nach, Angst vor Inkontinenz (Blasenschwäche) und nächtlichen Toilettengängen sowie die Abneigung, fremde Toiletten aufzusuchen, tritt vermehrt auf. Schwierigkeiten beim Getränkeeinkauf erschweren die Situation zusätzlich.

Doch trotz all dieser Schwierigkeiten sollte auf die richtige Trinkmenge geachtet werden. Richtiges und ausreichendes Trinken verbessert die Lebensqualität nachhaltig in allen Lebensjahren. Und es ist nie zu spät, mit etwas Richtigem zu beginnen. Denn es gibt nichts Gutes, außer man tut es – regelmäßig.

Getrunken werden sollten vorzugsweise mineralstoffreiche Mineralwässer, Schorlen und alkoholfreie Erfrischungsgetränke mit Mineralwasser, Früchte- oder Kräutertee. Mineralwasser kann vom Körper schnell und leicht aufgenommen werden und ist daher zum Ausgleich von Flüssigkeitsdefiziten besonders gut geeignet. Mit Frucht- und Gemüsesäften, Mineralwasser mit leichtem Fruchtgeschmack und Fruchtsaft-Schorlen kann ergänzend ein Teil des Mineral- und Vitaminbedarfes gedeckt werden.

Nährstoffe mit kritischer Versorgungslage bei zunehmendem Lebensalter

Nährstoff	Enthalten in	Wirkung
Calcium	Milch und Milchprodukte, Sesam, Mineralwässer	Zahn- und Knochenfestigkeit, Blutgerinnung
Magnesium	Getreide, Vollkornbrot, Gemüse magnesiumreiches Mineralwasser	Nervenfunktionen, Muskelkontraktionen
Jod	Fisch, Jodsalz	Produktion der Schilddrüsenhormone
Natrium	Jodsalz, natriumreiche Mineralwässer	Regulation des Wasserhaushaltes
Provitamin A	Karotten, Spinat, Milch, ACE-Getränke	Sehvorgang, Haut
Vitamin D	Fisch, Ei	Knochenfestigkeit
Folsäure	Getreide, Kartoffeln, grünes Blattgemüse, alkoholfreies Bier	Zellneubildung
Wasser	Mineralwasser, Frucht- und Kräutertee, Fruchtsaftschorlen, alkoholfreie Erfrischungsgetränke	Gedächtnis- und Lernleistungen, Nährstoffversorgung der Körperzellen

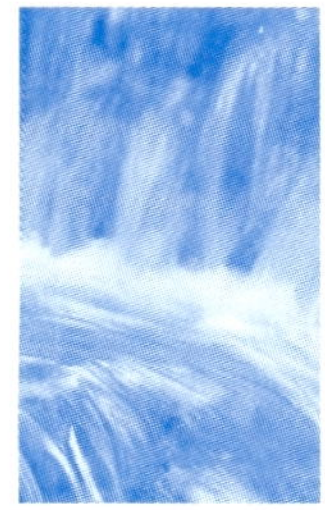

Übergewicht entsteht nicht zwischen Weihnachten und Neujahr, sondern zwischen Neujahr und Weihnachten!

Richtig trinken während einer Reduktionsdiät

Wer abnehmen will, muss die tägliche Kalorienmenge so begrenzen, dass sie unterhalb seines tatsächlichen Energiebedarfes liegt. Sportliche Aktivitäten können dies effektiv unterstützen. So führt eine tägliche Kalorienaufnahme von 5.000 kcal bei den Teilnehmern der Tour de France während des Wettbewerbes zu einem (unerwünschten) Gewichtsverlust, obwohl diese Kalorienmenge für fast alle anderen Menschen zu einer drastischen Gewichtszunahme führen würde.

»Crash-Diäten« helfen bei der nachhaltigen Körpergewichtsreduktion nur sehr wenig. Sobald die Diät beendet ist, nimmt das Körpergewicht rasch wieder zu. Um nachhaltig sein Gewicht zu reduzieren, hat sich eine kalorienreduzierte Mischkost bewährt, die den individuellen Lebensstil und die Geschmacksvorlieben berücksichtigt. Um nachhaltig ein Kilogramm Körperfett »zu verlieren«, müssen 7.000 kcal weniger gegessen oder zusätzlich verbraucht werden. Genauso wie Übergewicht durch eine positive Energiebilanz entsteht, also die Kalorienaufnahme größer ist als der Kalorienverbrauch, verringert sich das Körpergewicht, wenn eine negative Kalorienbilanz besteht.

Während einer Reduktionsdiät braucht der Körper täglich mindestens 2 Liter Flüssigkeit in Form von Getränken. Während einer Crash-Diät mit extrem reduzierter Energieaufnahme kann der Flüssigkeitsbedarf sogar auf bis zu 3 – 4 Liter pro Tag ansteigen.

In den ersten Tagen einer Reduktionsdiät werden bevorzugt die im Körper gespeicherten Glykogen-(Kohlenhydrat)-Speicher entleert. Zusätzlich wird Körpereiweiß vermehrt zur Neubildung von Kohlenhydraten genutzt, da sie die einzige Energiequelle sind, die in der Anfangsphase einer Diät vom Gehirn genutzt werden.

Während einer Diät fallen zusätzlich Abbauprodukte des Eiweißstoffwechsels, aber auch des Purinstoffwechsels an. Damit diese Substanzen über die Nieren ausgeschieden werden können, müssen sie in einer bestimmten Konzentration in Wasser gelöst und über die Niere via Urin ausgeschieden werden. Daher braucht der Körper während einer Diät zusätzlich Flüssigkeit, d. h., es muss viel getrunken werden. Je weniger man isst, desto mehr sollte man trinken. Zusätzlich fehlt dem Körper bei geringerer Nahrungsaufnahme auch das in festen

Lebensmitteln enthaltene Wasser. Wird zu wenig getrunken, häufen sich die harnpflichtigen Substanzen im Körper an und können bei starkem Flüssigkeitsmangel sogar die Nierenfunktion beeinträchtigen und schlimmstenfalls zu Nierenversagen führen.

Während einer Reduktionsdiät treten häufig auch Obstipation (Verstopfung), Kreislaufschwächen und Störungen des Elektrolytstoffwechsels auf. Durch ausreichendes Trinken, täglich mindestens zwei Liter, kann diesen Beschwerden vorgebeugt werden.

Je weniger gegessen wird, desto mehr muss getrunken werden.

Wer viel trinkt, kann außerdem seinen Appetit auf feste Nahrung – zumindest kurzfristig – bremsen. Daher gilt: Über den Tag verteilt trinken, damit der Magen immer gefüllt ist und so »Heißhungerattacken« vermieden werden. Häufig wird das Durstgefühl mit Hunger oder Appetit verwechselt.

Aktivität hilft – auch beim Abnehmen

Wenn es schon im Alltag sinnvoll ist, regelmäßig sportlich aktiv zu sein, ist es während einer Reduktionsdiät besonders wichtig. Sportliche Aktivität erhöht den Energieverbrauch. Außerdem bewirkt regelmäßige Bewegung, dass Muskelgewebe auf- und Fettdepots abgebaut werden. Da Muskeln stoffwechselaktiver sind als Fett, wird der Grundumsatz und damit auch der Kalorienverbrauch nachhaltig gesteigert. Daneben hat Sport wie auch reichhaltiges Trinken einen weiteren positiven Effekt beim Abnehmen: Der Appetit wird gezügelt.

Während einer Schwangerschaft und auch während der Stillzeit sollte keine Reduktionsdiät durchgeführt werden.

Trinktipps für eine Reduktionsdiät

- Trinken Sie mindestens zwei Liter täglich, um die Stoffwechselendprodukte auszuscheiden, die beim Abbau der Fettpolster zusätzlich anfallen.
- Greifen Sie vermehrt zu kalorienfreien und/oder kalorienarmen Erfrischungsgetränken, wenn zwischendurch Appetit auf Naschereien aufkommt.
- Bevorzugen Sie mineralstoffreiche Mineralwässer mit einem Calciumgehalt von über 180 mg/Liter und einem Magnesiumgehalt von über 90 mg/Liter (liefert gut verwertbare Mineralstoffe zum kalorientechnischen Nulltarif).
- Berücksichtigen Sie kalorienreduzierte, vitaminisierte Erfrischungsgetränke oder Fruchtsaftschorlen im Tagestrinkplan.
- Planen Sie regelmäßige körperliche/sportliche Aktivität ein. Sie unterstützt das Abnehmen. Gleichen Sie die hierbei entstehenden Flüssigkeitsdefizite (Schweißverluste) durch zusätzliches Trinken von Mineralwasser aus.

Optimale Fettverbrennung im Sport nur unter Beachtung des Glykämischen Index

Wer sportliche Aktivität mit der Zielsetzung Gewichtsreduktion betreibt, sollte eine andere Ernährungsstrategie verfolgen als derjenige, der durch eine gezielte Ernährungsweise seine Leistung optimieren möchte. Das trifft sowohl auf die Auswahl der Getränke als auch auf den Zeitpunkt der Aufnahme zu.

Aus experimentell ermittelten Glykämischen Indizes einzelner Lebensmittel lässt sich der GI komplexer Mahlzeiten bestehend aus den getesteten Lebensmitteln nicht aussagekräftig vorhersagen. Bei Getränken, die zwischendurch oder ohne den zusätzlichen Verzehr fester Lebensmittel aufgenommen werden, sind der GI und damit die Wirkung auf Blutglucose- und Insulinspiegel gut vorhersagbar.

Die Einnahme von Kohlenhydraten bewirkt im Körper die Ausschüttung von Insulin, je höher der GI, desto größer diese Freisetzung. Insulin fördert die Aufnahme von Glucose in die Zellen und senkt damit den Blutzuckerspiegel. Es hemmt allerdings auch die Lipolyse, das Herauslösen von Fetten aus dem Fettgewebe. Im Gegenzug steigert Insulin den Neuaufbau von Fetten. Beide Effekte sind unerwünscht, wenn der Körperfettanteil reduziert werden soll.

Der GI lässt sich mit Erfolg anwenden, um die Menge der während moderater Belastungen verbrauchten Fette zu steuern. Nach einer Mahlzeit oder einem Getränk mit hohem GI resultiert eine verminderte, nach Aufnahme einer Mahlzeit mit niedrigem GI eine erhöhte Fettverbrennungsrate.

Für das Gewichtsmanagement gilt daher, dass die Zufuhr eines Getränkes mit niedrigem GI oder einem GI gleich Null, wie bei Mineralwasser, selbst drei Stunden vor der körperlichen Belastung zu einer höheren Rate der Fettverbrennung während einer Belastung führt als ein Getränk mit hohem GI.

Die höchste Fettoxidationsrate bei identischer Belastungsintensität wird sogar im Nüchternzustand nach nächtlicher Nahrungskarenz erzielt. Das heißt nicht, dass insgesamt mehr Energie verbrannt wird, sondern die benötigte Energie stammt zu einem größeren Anteil aus den Fettdepots. Allerdings ist ein solches Verhalten nur bei Trainingseinheiten mit niedrigen bis moderaten Belastungen empfehlenswert. Wer Hunger hat, sollte ein kohlenhydratfreies Getränk, z. B. Mineralwasser, oder nur noch Lebensmittel mit niedrigem GI verzehren. Damit kann die Fettverbrennung während einer Belastung »angekurbelt« werden.

Freizeitsportler mit der Zielsetzung, Gewicht zu reduzieren, benötigen keine Kohlenhydrate während der Aktivität. Während des Sports ist eine Kohlenhydrataufnahme mit hohem GI aber sinnvoll, wenn bei langer Belastung oder mehreren Einsätzen am Tag (z. B. Turnier) der Leistungsgedanke und nicht das Gewichtsmanagement im Vordergrund steht.

Nach dem Sport bleibt der Stoffwechsel für eine gewisse Zeit weiterhin erhöht, auch bei einer zweistündigen Fastenperiode nach der Aktivität. Daher ist es ratsam, bei der Zielsetzung Gewichtsmanagement frühestens zwei Stunden nach Ende einer Belastung etwas zu essen bzw. kohlenhydrathaltige Getränke zu konsumieren. So wird die Fettoxidation möglichst hoch gehalten. Bei auftretendem Hungergefühl nach körperlicher Aktivität werden daher vorrangig eiweißbetonte Mahlzeiten und kalorienfreie Getränke wie mineralstoffreiches Mineralwasser empfohlen.

Der Ratschlag, sowohl im Rahmen einer kalorienbewussten Ernährung als auch zur Unterstützung einer Gewichtsreduktion viel zu trinken, basiert auf dem Konsum von kalorienfreien und -armen Getränke. So kann durch die Magenfüllung ein Sättigungsgefühl ohne negative Auswirkungen auf die Energie- bzw. Kalorienbilanz hervorgerufen werden.

Etwa Energie-/Kalorienverbrauch durch sportliche/körperliche Aktivitäten

Körpergewicht kg:	50	60	70	80	90
Aktivität:					
Sport					
Aerobic	5,2	6,2	7,2	8,2	9,3
Badminton	4,9	5,8	6,8	7,8	8,7
Basketball	6,9	8,2	9,7	11,0	12,4
Fußball	6,6	7,9	9,2	10,6	11,9
Golf	4,3	5,1	5,9	6,8	7,7
Gymnastik	3,3	4,0	4,6	5,3	5,9
Handball	6,9	8,6	10,1	11,5	13,1
Inlineskaten	5,8	7,0	8,1	9,3	10,4
Laufen (12 km/h)	10,4	12,5	14,6	16,6	18,7
Radfahren (15 km/h)	5,0	6,0	7,0	8,0	9,0
Schwimmen	8,1	9,7	11,3	13,0	14,6
Tanzen	2,6	3,1	3,6	4,1	4,6
Tennis	5,5	6,5	7,6	8,7	9,8
Tischtennis	3,4	4,1	4,8	5,4	6,1
Volleyball	2,5	3,0	3,5	4,0	4,5
Walken (5,5 km/h)	4,3	5,2	6,1	6,9	7,8
Alltag					
Auto waschen	3,5	4,2	4,9	5,7	6,2
Bügeln	1,7	1,9	2,2	2,6	2,9
Einkaufen	3,1	3,7	4,3	5,0	5,6
Essen (sitzend)	1,2	1,4	1,6	1,8	2,1
Fenster putzen	3,5	4,1	4,7	5,4	6,1
Garten umgraben	6,3	7,5	8,8	10,1	11,3
Klavier spielen	2,0	2,4	2,8	3,2	3,6
Kochen	2,3	2,7	3,2	3,6	4,0
Schreiben (Hand oder PC)	1,5	1,7	2,0	2,3	2,6
Sitzen / Liegen	1,1	1,2	1,5	1,7	1,9
Tai Chi	3,3	3,9	4,6	5,3	5,9
Tanzen	2,6	3,1	3,6	4,1	4,6
Tanzen (Disco)	4,4	5,2	6,1	7,0	7,8
Treppen steigen	6,4	7,6	8,9	10,2	11,4

in kcal/Minute

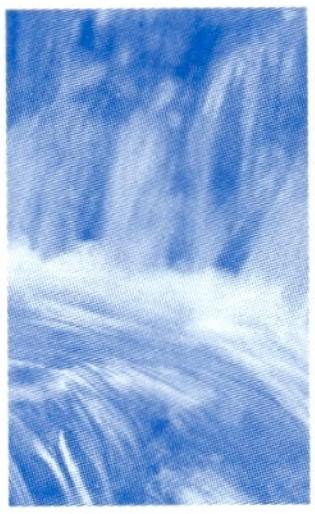

»Wissen ist ein Schatz, der seinen Besitzer überallhin begleitet.«
Chinesisches Sprichwort

Kleine Getränkekunde

ACE-Getränke

ACE steht für den Zusatz von Provitamin A, Vitamin C und Vitamin E und verspricht einen besonderen Gesundheitseffekt. Sie sollen gegen bestimmte Krankheiten vorbeugen, körpereigene Abwehrkräfte stärken und das Wohlbefinden steigern.

Bei den ACE-Getränken sollte jedoch darauf geachtet werden, dass natürliches Provitamin A eingesetzt wird, um gesundheitliche Risiken bezüglich einer Überdosierung an dem fettlöslichen Vitamin A zu minimieren. Schlechte Ess- und Trinkgewohnheiten lassen sich aber auch mit Vitaminen im Saftglas nicht ausgleichen.

Alkoholische Getränke

Alkohol steht bei einigen Sportarten auf der Doping-Liste. Er wirkt auf bestimmte physiologische Funktionen, reduziert Hemmungen oder die Schmerzempfindlichkeit während Belastungen, was es dann erlaubt, die normalen Leistungsgrenzen zu überschreiten. Zweitens kann Alkohol das Selbstvertrauen eines Sportlers steigern.

Ein dritter Grund ist die Reduktion von Muskelzittern während Wettkämpfen. Ballett-Tänzer, Eiskunstläufer, Skispringer und Schützen erbringen eine verringerte Leistung, wenn sie übererregt sind. In solchen Fällen wurde schon Alkohol eingesetzt, um beruhigende Wirkungen zu erzielen.

Der Alkoholeffekt

Obwohl jede Person unterschiedlich auf Alkohol reagiert, ist sicher, dass beispielsweise der Alkoholgehalt von 0,3 Liter Bier die Reaktions- und Leistungsfähigkeit herabsetzt. Höhere Dosierungen können sich zudem negativ auf das Gleichgewichtsvermögen, die Hand-Augen-Koordination und die Fähigkeit, den Arm ruhig zu halten, auswirken. Alkohol wirkt sich besonders bei Sportarten negativ aus, bei denen rasche Entscheidungen getroffen werden müssen und schnell auf veränderte Situationen reagiert werden muss.

So zeigen zum Beispiel bei Bogenschützen geringe Alkoholmengen keinen Effekt auf die Kraft oder Ausdauer. Alkohol führte jedoch zu einer Verlangsamung der Reaktionszeit und einer Abnahme der Fähigkeit, die Hand ruhig zu halten, also beides Faktoren, die sich leistungsmindernd auswirken. Alkohol führte jedoch auch zu einem flüssigeren Lösen der Bogensehne, was sich positiv auf die Leistung auswirken kann. Es ist bekannt, dass Sportler dieser Disziplinen Alkohol zu sich nehmen, um ihre Wettkampfleistungen zu verbessern. Trotzdem lassen die vorliegenden Forschungsergebnisse keine eindeutige Stellungnahme hinsichtlich der Frage zu, ob diese Praktiken sich wirklich positiv auswirken. Ganz abgesehen davon sind Alkoholika in größeren Mengen der Gesundheit nicht dienlich.

Ein Bierchen in Ehren …?

Ein oder zwei Gläser Bier am Abend vor einem Wettkampf werden die Leistung am folgenden Tag kaum verschlechtern. Bei übermäßigem Alkoholgenuss kann es jedoch sehr wohl zu Beeinträchtigungen der sportlichen Leistung kommen. So kann zum Beispiel das Sehvermögen am Tag nach starkem abendlichen Alkoholgenuss eingeschränkt sein.

Weiterhin ist Alkohol ein Diuretikum und kann dazu führen, dass Sportler im Falle ungenügender zusätzlicher Flüssigkeitszufuhr in Form von Mineralwasser oder Obst- und Gemüsesäften schneller dehydrieren. Dies trifft sowohl auf den Alkoholgenuss vor einem Wettkampftag als auch auf die häufig zu beobachtende Praxis des Biertrinkens nach Langlaufveranstaltungen, Fußballspielen oder anderen sportlichen Aktivitäten zu. Obwohl das im Bier enthaltende Wasser dem Ausgleich der Flüssigkeitsverluste dienlich ist und der Alkohol entspannend wirkt, laufen diese Sportler Gefahr,

Alkoholgehalt verschiedener Getränke

Spirituosen	Vol. %	g Alkohol in 20 ml	g Alkohol in 0,7 l
Eierlikör	20	3	112
Doppelkorn	38	6	210
Edelliköre, Gin	40	6	224
Cognac	42	7	233
Whisky, Wodka	43	7	238
Magenbitter	49	8	271
Obstler	50	8	277
Rum	bis zu 70	11	388

Alkoholhaltige Volksheilmittel	Vol. %	g Alkohol /Teelöffel	g Alkohol in 150 ml
Melissengeist	70	2,5	83
Hoffmannstropfen	55	2,0	65

Biere	Vol. %	g Alkohol in 0,3 l	g Alkohol in 0,5 l
Exportbier	4	9	16
Pils	4	9	16
Märzenbier	5	12	21
Weizenbier	5	12	21
Starkbier	bis 8,5	20	34
Malzbier	0,5 – 1,5	2,5	4

Weine	Vol. %	g Alkohol in 150 ml	g Alkohol in 0,7 l
leichter Wein	8	10	44
kräftiger Wein	12	14	67
schwerer Wein	15	18	83
Süßweine	16	19	89
Sherry, Portwein	22	26	122
Apfelwein	6	7	33
Sekt	9 – 14	14	70

Die Zahlen sind Durchschnittswerte, die Angaben bei Bieren und Weinen können erheblich schwanken.
Quelle: Löffler, Petrides, Weiss, Harper: Physiologische Chemie

Berechnung der Blutalkoholkonzentration

Für die Berechnung der Blutalkoholkonzentration wird der Alkoholgehalt der Getränke benötigt. Bei Getränken ist der Alkoholgehalt in Vol. % angegeben. Um den Wert in g Alkohol pro 100 g beziehungsweise g % zu bekommen, muss dieser Wert mit der Dichte des Alkohols (0,79) multipliziert werden.

Trinkt man z. B. ein Glas Wein (0,2 l) mit 11 Vol. %, so ergibt sich ein Alkoholgehalt von: $11 \times 0{,}79 = 8{,}69$ g Alkohol/100 g
für 0,2 l : $8{,}69 \times 2 = 17{,}38$ g Alkohol

Da verschiedene Körperteile unterschiedliche Alkoholmengen aufnehmen können – zum Beispiel Muskeln mehr als Knochen –, muss das Körpergewicht zur Berechnung der Blutalkoholkonzentration noch mit dem Faktor 0,7 multipliziert werden.

Der oben berechnete Alkoholgehalt des Weins entspricht einer Blutkonzentration (c) (= »Promille«) bei einer Person mit 60 kg Körpergewicht (kg KG) von:

$$c = \frac{\text{g Alkohol}}{\text{kg KG} \times 0{,}7} \;\cdots\cdots\blacktriangleright\; \frac{17{,}38}{60 \times 0{,}7} = 0{,}41\ ‰$$

Wie viel darf getrunken werden, um eine bestimmte Blutalkoholkonzentration nicht zu überschreiten? Auch dies kann berechnet werden, und zwar mit folgender Formel:

$$\frac{\text{kg KG} \times 0{,}7 \times c \times 100}{\text{Vol.}\,\% \times 0{,}79} = \text{ml, die getrunken werden dürfen}$$

Dazu ein Beispiel:
Bier mit 5 Vol. % (Vol. %)
Körpergewicht 70 kg (kg KG)
die max. Blutalkoholkonzentration soll 0,5 ‰ sein (c)

$$\frac{70 \times 0{,}7 \times 0{,}5 \times 100}{5 \times 0{,}79} = 620 \text{ ml Bier} = 0{,}62 \text{ l Bier}$$

Um eine Blutalkoholkonzentration von 0,5 ‰ nicht zu überschreiten, dürfen bei einem Körpergewicht von 70 kg maximal 0,62 l Bier getrunken werden.

Beschwerden zu bekommen – einerseits durch eine Vergrößerung des Flüssigkeits- und Mineralstoffverlustes, andererseits durch eine sehr schnelle Aufnahme des Alkohols. Der Magen eines Sportlers ist nach einem Wettkampf leer und der Körper ist entwässert. In diesem Zustand wird der Alkohol schneller vom Organismus aufgenommen und nicht so stark verdünnt, sodass die Alkoholkonzentration im Blut rasch ansteigt. Deshalb ist Alkohol am Steuer nach dem Sport besonders gefährlich, denn Autofahren verlangt feinmotorische Leistungen und schnelle Entscheidungen.

So wirkt der Alkohol
Auch beim Alkohol gilt: Die Dosis macht's. Denn wie sich der Alkohol im Körper auswirkt, hängt ganz entscheidend von der Alkoholkonzentration im Blut ab. Diese wiederum wird von der Geschwindigkeit der Alkoholaufnahme, der Verdünnungsmöglichkeit und der Alkoholabbaurate beeinflusst.

Nach einer kalorienreichen Mahlzeit wird der Alkohol langsamer ins Blut aufgenommen. Hingegen beschleunigen ein leerer Magen, warmer Alkohol (Glühwein, Punsch, Grog), Alkohol mit Zucker (Bowle, heißer Apfelwein) oder Alkohol mit Kohlensäure (Sekt) die Aufnahme des Alkohols ins Blut.

Wie schnell der Alkohol im Blut wieder abgebaut wird, hängt vom Körpergewicht und der aktuellen Ernährungslage ab. So wird zum Beispiel durch Vitamin C oder Fructose (Fruchtzucker) der Abbau von Alkohol im Organismus beschleunigt.

Wie lange bleibt der Alkohol im Blut?
Pro 10 kg Körpergewicht und Stunde wird 1 g Alkohol abgebaut. Das bedeutet, dass bei einem Körpergewicht von 60 kg in einer Stunde 6 g Alkohol abgebaut werden. Bei einem Alkoholgehalt im Blut zum Ende einer ausgedehnten Feier um 2.00 Uhr von 1,5 ‰ ist der Alkohol erst nach etwa 11 Stunden, also um 13.00 Uhr, vollständig abgebaut. Um 7.30 Uhr ist im Blut noch ein Alkoholgehalt von 0,8 ‰ vorhanden.

Alkohol vergrößert den Flüssigkeitsbedarf
Alkoholische Getränke, ganz gleich, ob Weinbrand, Whisky, Bier oder Liköre, leisten keinen positiven Beitrag zur Flüssigkeitsbilanz. Im Gegenteil: Um den Alkoholgehalt von einem Glas Whisky zu verarbeiten, werden 0,25 Liter Wasser benötigt. Dieser Effekt tritt als der so genannte Nachdurst auf.

Apfelschorle

(s. Schorle)

Ayran

Dieses Joghurtgetränk wird mit Salz und teilweise Minze (im Irak mit Basilikum) zubereitet und ist in der Türkei und auf dem Balkan das traditionelle Getränk zu Spießgerichten vom Grill. Gut gekühlt oder mit Eis serviert, wird Ayran als Durstlöscher gegen die Hitze getrunken. Im Iran wird das Getränk »doogh« und in der Türkei und im Libanon »ayran« genannt. In anderen arabischen Ländern verwendet man die Bezeichnung »laban«.

Vergleichbar ist es etwa mit Kefir oder Buttermilch. Es enthält viele wichtige Inhaltsstoffe wie Calcium und Eiweiß.

Bier

Die vier Zutaten für Bier sind Gerste (Malz) oder Weizen, Hopfen, Hefe und Wasser. Bier unterliegt dem Reinheitsgebot.

Es gibt zwei unterschiedliche Gärungsformen:
untergärig: Der Malzzucker wird etwa 8 Tage bei 4 – 10 °C vergoren. Nach der Gärung setzt sich die Hefe auf dem Boden ab.
obergärig: Malzzucker wird bei 15 – 20 °C etwa 2 – 3 Tage vergoren. Nach dem Gärungsprozess setzt sich die Hefe an der Oberfläche ab und wird abgeschöpft.

Biersorten:
(die Angaben der Nährwerte beziehen sich auf 100 g bzw. 0,1 l Bier)

Isotonisches alkoholfreies Bier hat mit einem Alkoholgehalt von 0,5 Vol.% (20 kcal bzw. 83 kJ pro 100 ml) den niedrigsten Gehalt an Alkohol aller Biere. Wer alkoholfreies Bier in der Sporternährung bevorzugt, genießt gesundheitsbewusst, ohne Abhängigkeitsrisiko und mit potentiellen Vorteilen für Herz und Kreislauf. Sportlich Aktive haben mit isotonischem, alkoholfreiem Bier ein sportgerechtes Getränk, das sich vor allem in der Regenerationsphase und für die Basisversorgung positioniert. Einige Sorten weisen einen sport- und regenerationsgerechten Magnesium-, Kalium- und Calciumgehalt auf. Auch das Spektrum an B-Vitaminen in isotonischen alkoholfreien Bieren kann körperlich Aktive mit den Vitaminen, deren Zufuhr in einigen Bevölkerungsgruppen suboptimal beschrieben wird, versorgen. Besonders die für den Energiestoffwechsel und für die Zellteilung wichtigen B-Vitamine liefern sie in relevanten Mengen.

Ihre Kohlenhydrate können vor, während und vor allem nach der Belas-

Mineralstoffgehalt des Bieres in mg/100g

	Kalium	Magnesium	Natrium	Calcium	Phosphor	Eisen
isotonisches alkoholfreies Bier	52	11	2,5	8	20	+
Alt	49	11	–	4	29	+
Export	51	10	2	3	36	+
Kölsch	48	9	6	4	26	+
Pils	50	10	3	4	31	+
Weizen	49	10	3	3	31	+

– = keine Angaben + = enthalten

tung die notwendigen Glucoseeinheiten zur schnellstmöglichen und effektiven Regeneration liefern. Wenn ein alkoholfreies Bier kalorienarm ist, umso besser. Es trägt damit den Ansprüchen vieler Aktiver hinsichtlich ihrer Motivation für die körperliche Aktivität Rechnung.

Alt ist ein obergäriges Vollbier mit etwa 4,8 Vol.% (40 kcal bzw. 170 kJ pro 100 ml) Alkoholgehalt.

Diätbier hat einen niedrigeren Gehalt an Kohlenhydraten (0,75 g/100 g) im Gegensatz zu etwa 2 g/100 g bei Nicht-Diätbier: Der Alkoholgehalt beträgt 4 Vol.% (33 kcal bzw. 140 kJ pro 100 ml).

Export ist ein helles, untergäriges Bier. Es schmeckt weniger herb als Pils und hat 5,1 Vol.% Alkoholgehalt (47 kcal bzw. 195 kJ pro 100 ml).

Kölsch ist ein helles obergäriges Vollbier mit einem hopfenbitteren, aromatischen Geschmack. Der Alkoholgehalt beträgt 4,9 Vol.% (42 kcal bzw. 176 kJ pro 100 ml).

Pils ist ein helles, untergäriges Bier mit einem herben Hopfengeschmack. Es hat einen Alkoholgehalt von 4,8 Vol.% (43 kcal bzw. 179 kJ pro 100 ml).

Weizenbier ist ein helles, obergäriges Vollbier mit hohem Kohlensäure-Gehalt und einem Alkoholgehalt von 5 Vol.% (46 kcal bzw. 190 kJ pro 100 ml).

Inhaltsstoffe von Brottrunk pro Liter

Energiegehalt	63 kcal/250 kJ
Eisen	5 mg
Kalium	318 mg
Calcium	84 mg
Natrium	520 mg
Natriumchlorid	190 mg
Magnesium	78 mg
Chlorid	1.250 mg

Brottrunk

Brottrunk ist ein fermentiertes Getränk aus Vollkorn-Sauerteig. Es wird vor allem wegen seiner verdauungsfördernden Wirkung geschätzt.

Coffeinhaltige Getränke

Coffein ist in einer Vielzahl von Getränken wie Kaffee, Schwarzer Tee, Mate-Tee und Cola-Getränken enthalten. Coffein wird wegen seiner anregenden Wirkung häufig von Sportlern benutzt. In kleinen Mengen (50 – 100 mg) wirkt Coffein anregend auf die Verdauung, die Kreislauf- und Gehirnfunktion und kann eine beginnende Müdigkeit unterdrücken. Außerdem aktiviert es den Fettabbau und schont so die körpereigenen Glykogenspeicher, was sich bei Ausdauerbelastungen positiv auf die Leistung auswirken kann. Empfindliche Personen

Coffeingehalt verschiedener Getränke

Cola-Getränke	6,5 – 25 mg/100 ml
Kaffee	50 – 100 mg/Tasse
Kakao-Getränk	10 mg/Tasse
Tee	50 – 100 mg/Tasse

reagieren auf den Genuss coffeinhaltiger Getränke mit erhöhter Nervosität, Herzklopfen oder Durchfall.

Cola-Getränke

Die auch unter Sportlern beliebten Cola-Getränke weisen neben dem für den Fettstoffwechsel möglicherweise günstigen Coffeingehalt einen hohen Gehalt an Phosphat auf. Dieser Gegenspieler des Calciums bei der Resorption im Darm kann sich ungünstig auf die Calciumaufnahme auswirken. Weitere Mineralstoffe enthalten Cola-Getränke nur in sehr geringen Mengen. Nicht zu vergessen ist der mit 10 – 14 % hohe Zuckergehalt, der bei zu hoher Zufuhr das Risiko von Übergewicht und Karies erhöhen kann.

Destilliertes Wasser

(s. Wasser)

Eistee

Die meisten Eisteesorten bestehen aus Wasser, Zucker oder Süßstoff, schwarzem Tee oder Tee-Extrakt, Fruchtsaft, Aromen und Zusatzstoffen. Der Zuckergehalt im Eistee ist bis auf wenige Ausnahmen ausgesprochen hoch. Im Durchschnitt beträgt dieser bis zu 100 Gramm pro Liter, das sind bis zu 25 Zuckerwürfel pro Liter. Dementsprechend ist auch der Kaloriengehalt mit 300 bis 400 kcal pro Liter sehr hoch. Kalorienarme Sorten sind aber ebenfalls zu finden. Häufig unterschätzt wird der Coffeingehalt im Eistee. Mit bis zu 100 mg Coffein pro Liter enthält Eistee gleich viel Coffein wie die klassischen Cola-Getränke. Eistee ist somit nur in der coffeinfreien und am besten kalorienarmen Variante für Kinder ein geeigneter Durstlöscher.

Elektrolyt- und Mineralgetränke

Elektrolyte ist ein anderer Name für Mineralstoffe.

Spezielle Elektrolytgetränke werden als Fertiggetränk, Pulver oder Konzentrat angeboten. Ihre Zusammensetzungen sind sehr unterschiedlich. Sowohl der Kohlenhydratanteil als auch die Mineralstoffzusammensetzung und der Vitaminzusatz variieren.

Energie-Drinks

Energie-Drinks sind so genannte »Muntermacher«, die meist in bunten, schlanken 250-ml-Dosen angeboten werden. Sie enthalten Coffein, Guarana, Taurin sowie Inosit, angereichert mit Farb- und Süßstoffen, Zucker und Aromen. Die Werbung verspricht »Belebt Geist und Körper« oder »Energie für die Sinne«. Der Kaloriengehalt dieser Getränke ist sehr hoch und die leistungssteigernde Wirkung von Taurin wissenschaftlich nicht belegt. Die enthaltenen Farbstoffe können für allergiegefährdete Menschen bedenklich sein. Auch wenn keine direkte gesundheitliche Gefährdung besteht, zu den empfehlenswerten Erfrischungsgetränken gehört diese Art von Getränken nicht.

Früchtetee

Früchtetees sind gute Durstlöscher, die zum Beispiel aus einer Mischung von getrockneten Apfel-, Orangen- und Zitronenschalen hergestellt werden. Zur Geschmacksverbesserung und Färbung wird oft noch etwas Hagebutte oder etwas Holunderbeere hinzugegeben.

Fruchtsaftprodukte

Je nach Fruchtgehalt werden Fruchtsaftkonzentrate, Fruchtsäfte, Fruchtnektare und Fruchtsaftgetränke unterschieden.

Fruchtsaftkonzentrate

Fruchtsaftkonzentrate sind Säfte, denen man mindestens 50 % des natürlichen Wassergehaltes (zum Beispiel durch Einfrieren) entzogen hat. Auf dem Etikett muss vermerkt sein, welche Menge Wasser man zugeben muss, um Saft in der richtigen Verdünnung zu erhalten.

Fruchtsäfte

Fruchtsäfte sind unvergorene alkoholfreie Getränke. Sie können aus Kern-, Beeren- und Steinobst, Wildfrüchten, Trauben und Südfrüchten gewonnen werden.

Fruchtsäfte bestehen zu 100 % aus Fruchtsaft. Die Angabe »Direktsaft« oder »aus Fruchtsaftkonzentrat« gibt

Nährstoff-, Mineralstoff- und Vitamingehalt von ausgewählten Fruchtsäften und -nektaren in mg/100 g bzw. µg/100 g (Vitamin A)

	Energie kcal/kJ	Kohlenhydrate	Fett	Eiweiß	Vitamin A	Vitamin C	Kalium	Magnesium	Natrium	Calcium	Phosphor	Eisen
Ananassaft	56/234	13,5	0,1	0,4	8	9	149	-	1	15	9	0,3
Apfelsaft	47/197	11,7	-	0,1	7	1	109	4	2	7	8	0,3
Aprikosennektar	60/250	14,4	0,1	0,3	105	3	151	-	-	9	12	0,2
Birnennektar	55/230	12,9	0,2	0,3	-	-	39	-	1	3	5	0,1
Brombeersaft	38/159	7,8	0,6	0,3	-	10	170	-	1	12	12	0,9
Grapefruitsaft	39/163	9,0	0,1	0,6	-	40	129	-	2	13	8	0,3
Johannisbeersaft	54/226	13,0	-	0,4	3	30	98	-	5	15	10	0,3
Mandarinensaft	44/184	9,6	0,2	0,6	42	32	158	-	1	19	15	0,2
Orangensaft	49/205	11,0	0,2	0,7	12	42	186	12	1	13	17	0,4
Traubensaft	69/289	17,1	-	0,2	-	1	132	9	3	12	12	0,4
Zitronensaft	35/146	8,0	0,2	0,4	2	51	142	10	2	11	12	0,2

Quelle: Elmadfa et al.: Die große GU-Nährwerttabelle

- = keine Angaben

Aufschluss darüber, wie der Fruchtsaft hergestellt wurde. Direktsaft wird ohne Umwege aus der Frucht gewonnen. Bei Fruchtsaft aus Fruchtsaftkonzentrat wird dem ursprünglich gewonnenen Fruchtsaft schonend Wasser entzogen und vor der Abfüllung wieder zugesetzt. Der ernährungsphysiologische Wert von Fruchtsäften liegt in ihrem hohen Anteil an Mineralstoffen, Vitaminen und Kohlenhydraten.

Bei der Herstellung dürfen nur gesetzlich vorgeschriebene Mengen an Zusatzstoffen und Wasser zugefügt werden. Bei Fruchtsäften sind es höchstens 15 g Zucker je Liter Saft. Beeren- und Steinobst sowie Wildfrüchten darf so viel Zucker zugegeben werden, bis sie trinkbar werden; der vorgeschriebene Säuregehalt darf jedoch nicht unterschritten werden.

Die Fruchtsäuren der Säfte bedeuten keine Säurebelastung für den Körper. Ihre Mineralstoffe wirken basisch, worauf unter anderem die günstigen diätetischen Eigenschaften der Säfte beruhen.

Die Palette der im Handel erhältlichen Säfte ist groß und bietet für jeden Geschmack etwas: Apfelsaft, Orangensaft, Kirschsaft, Bananensaft, Ananassaft, Traubensaft, Pfirsichsaft, Birnensaft, Holundersaft, Johannisbeersaft.

Apfelsaft enthält einen hohen Anteil an Kohlenhydraten, Mineralstoffen und Vitaminen. Der erfrischende Effekt und die Durststillung sind durch den hohen Zuckergehalt gering. Außerdem haben unverdünnte Apfelsäfte eine hohe Osmolalität und können beim Trinken während des Sports zu Magenproblemen oder Darmbeschwerden führen. Deshalb ist purer Apfelsaft als Sportgetränk wenig geeignet, aber mit dem richtigen Mineralwasser gemischt, d. h. mit einem, das reich an Mineralstoffen ist, ist die Apfelsaftschorle ein wertvolles Sportlergetränk. Dem Körper werden verlorenes Wasser, Mineralstoffe, Spurenelemente und verbrauchte Energie zurückgegeben.

Orangensaft ist der am häufigsten getrunkene Fruchtsaft. Er zeichnet sich neben den üblichen Inhaltsstoffen eines Fruchtsaftes durch einen besonders hohen Vitamin-C-Gehalt aus (genaue Angaben siehe S. 129).

Traubensaft hat die typischen Eigenschaften eines Fruchtsaftes, doch er zeichnet sich durch einen höheren Zuckergehalt (Traubenzucker) und einen natürlichen Alkoholgehalt (etwa 0,1 %) aus.

Fruchtnektare

Fruchtnektare aus Zitrusfrüchten bestehen zu mindestens 50 % aus Fruchtsaftanteil, Bananennektar zu mindestens 25 %.

Fruchtsaftgetränke

Fruchtsaftgetränke haben je nach Obstart einen unterschiedlichen Fruchtanteil: Zitrussäfte müssen mindestens 6 %, Kernobst oder Traubensaft mindestens 30 % und andere Fruchtsäfte mindestens 10 % Fruchtanteil haben.

Fruchtsirup
Fruchtsirup wird durch Aufkochen von klar filtriertem Rohsaft mit Haushaltszucker (Saccharose) hergestellt. Für diese dickflüssige Zubereitung werden vor allem Himbeeren, Erdbeeren, Johannisbeeren und Kirschen, eventuell auch Zitrusfrüchte verwendet. Charakteristisch ist der sehr hohe Zuckeranteil (2 Teile Zucker : 1 Teil Saft).

Gemüsebrühe

Gemüsebrühe hat neben der Unterstützung bei der Auffüllung der Flüssigkeitsverluste weitere Vorteile. Sie hat wenig Kalorien und sie ist reich an Mineralstoffen. Besonders die Hefegemüsebrühen enthalten viele B-Vitamine. Vor allem im Winter ist die Gemüsebrühe ein ideales Wärmegetränk. Der Magen (und damit auch der übrige Körper) wird erwärmt und gleichzeitig wird das Hungergefühl befriedigt.

Gemüsesäfte

Gemüsesäfte sind Rohsäfte aus Tomaten, Möhren, Spinat, Rote Bete, Gurken, Rettich, bisweilen auch aus Rhabarber, Bohnen und anderen Gemüsearten. Sie enthalten Kohlenhydrate (hauptsächlich Stärke) und liefern ernährungsphysiologisch wertvolle Ballaststoffe zur Regulierung der Darmtätigkeit. Auch Mineralstoffe wie Kalium, Calcium, Eisen sowie Vitamine (Provitamin A und Vitamin C) sind in Gemüsesäften enthalten.

Gemüsetrunk ist ein mit Tafel- oder Trinkwasser verdünntes Gemüseerzeugnis, das mindestens 40 % Gemüseanteil haben muss. Dem Gemüsetrunk können geschmacksabrundende Zutaten wie Salz, Essig, Zucker, Honig, Gewürze oder Kräuter zugegeben werden.

Karottensaft wird häufig in der Säuglingsernährung verwendet. Neben seinem Kohlenhydratgehalt von 40 g/l

Nährstoff-, Mineralstoff- und Vitamingehalt ausgewählter Gemüsesäfte pro 100 ml

	Energie kcal/kJ	Kohlenhydrate (g)	Fett (g)	Eiweiß (g)	ß-Carotin (µg)	Vitamin C (mg)	Kalium (mg)	Natrium (mg)	Calcium (mg)	Phosphor (mg)	Eisen (mg)
Karottensaft	24 / 100	4,8	0,2	0,6	2620	3,8	219	52	27	31	0,3
Rote-Bete-Saft	38 / 160	8,0	0,1	1,1	10	2,9	242	200	11	29	0,5
Tomatensaft	17 / 70	3,0	0,1	0,8	540	14,8	238	5	15	16	0,6
Spinatsaft	12 / 51	0,5	0,2	1,4	4370	29	412	73	1	44	2,1
Rettichsaft	13 / 54	2,0	0,1	0,9	8	10,9	410	226	41	36	0,7

Quelle: Bundeslebensmittelschlüssel, ermittelt mit DGE-PC, Version 5.0, gerundet

liefert er vor allem das Beta-Carotin (Provitamin A). Dieses wird bei Bedarf im Körper zu Vitamin A umgewandelt und wirkt sich positiv auf den Sehvorgang, das Wachstum, die Fortpflanzung und die Zelldifferenzierung aus. Bei Mangel an Vitamin A kann es zu Nachtblindheit, zur Verdickung der Knochen, besonders im Ohr, was zu Taubheit führen kann, und zu Wachstumsstörungen kommen. Zudem ist das Beta-Carotin ein Antioxidans, das freie Radikale im Körper abfängt und so mithelfen kann, die Körperzellen vor schädlichen Umwelteinflüssen zu schützen.

Tomatensaft ist der am häufigsten getrunkene Gemüsesaft, aus dem auch viele Saftkonzentrate und Trockenpulver gewonnen werden. Er liefert vor allem Provitamin A, Vitamin C und einige Vitamine der B-Gruppe.

Getreidekaffee

Getreide- und Malzkaffee sind coffeinfreie Alternativen zu Kaffee. Der Malzkaffee wird aus gerösteter Gerste hergestellt und hat durch gemälzte Gerste eine natürliche Süße. Dieser Kaffee sollte erst direkt vor der Zubereitung gemahlen werden, damit er sein volles Aroma erhält. Eine andere coffeinlose Möglichkeit bietet der Frucht- und Getreidekaffee. Er wird aus gemälzter Gerste, Roggen, Zichorienwurzel, Eichelschrot und Feigen hergestellt und hat ähnliche Eigenschaften wie der Malzkaffee.

Heilwasser

(s. Wasser)

Hypertonische Getränke

Hypertonische Getränke haben eine höhere Konzentration an gelösten Teilchen als das Blut. Vor der Aufnahme in den Körper wird die gleiche Osmolalität (wie die des Blutes) hergestellt. Dies geschieht, indem dem Organismus kurzfristig Wasser entzogen wird, das in den Darm wandert.

Hypertonische Getränke sind zum Beispiel reine Obst- oder Gemüsesäfte, Limonade, Fruchtsaftschorlen (1:1) und Colagetränke.

Hypotonische Getränke

Hypotonische Getränke haben eine geringere Konzentration an osmotisch wirksamen Teilchen als das Blut. Mit hypotonischen Getränken findet der Flüssigkeitsausgleich sehr schnell statt. Durch die kurze Magenverweildauer sind hypotonische Getränke für den Organismus gut verträglich. Zu den hypotonischen Getränken gehören u. a. Mineralwasser, Leitungswasser, einige Elektrolytgetränke und stark verdünnte Obst- und Gemüsesäfte.

Isotonische Getränke

Isotonische Getränke haben die gleiche Konzentration an osmotisch wirksamen Teilchen wie das Blut. Dies sagt aber noch nichts über die Art der Zusammensetzung und die Qualität des Getränks aus. So ist zum Beispiel eine 5-%ige Traubenzuckerlösung (50 g Traubenzucker pro

Liter) blutisotonisch, obwohl sie keinen einzigen Mineralstoff enthält.

Isotonisch sind auch spezielle Elektrolytgetränke und Sportschorlen mit mineralstoffreichem Wasser ohne Zuckerzusatz.

Um die isotonischen Eigenschaften zu erreichen und zu nutzen, muss unbedingt die vorgeschriebene Verdünnung bei Pulvergemischen eingehalten werden.

Kaffee

Kaffee ist das beliebteste Getränk der Deutschen. Sein hoher Gehalt an organischen Säuren führt zu einer sauren Reaktion und es kann vermehrt zu Sodbrennen kommen. Wer Kaffee trinkt, kann durch alkalisches, kohlensäurearmes Wasser oder durch pflanzliche Produkte wie Gemüse, Obst und Kartoffeln ein basisches Gegengewicht schaffen.

Kakao

Aus den Bohnen des Kakaobaumes wird reines Kakaopulver gewonnen, das in diesem Zustand in Europa kaum erhältlich ist. Es wird zum Beispiel weiterverarbeitet zu Kakao-Instant-Getränkepulver, das mit Wasser oder Milch gemischt wird. Dieses Pulver enthält zu 80 % Traubenzucker, weshalb es einen hohen Kaloriengehalt von zusammen 272 kcal/1142 kJ pro 100 g hat. Außerdem besteht es aus Kakaopulver (20 %), Mineralstoffen (60 mg Natrium, 1.500 mg Kalium, 190 mg Calcium, 740 mg Phosphor, 500 mg Magnesium und 12 mg Eisen je 100 g) und Aromastoffen.

Inhaltsstoffe: Kakaotrunk aus Magermilch pro 100 g (0,1 l)

Energiegehalt:	52 kcal/219 kJ
Natrium	50 mg
Magnesium	12 mg
Kalium	170 mg
Eisen	0,3 mg
Calcium	120 mg
Phosphor	110 mg

Karottenmost

Karottenmost entsteht durch Vergären von Karottensaft mit Milchsäure. Dadurch erhält der Most einen säuerlichen Geschmack. Er enthält alle Mineralstoffe und Vitamine des Karottensaftes und wirkt sich durch die Milchsäure und den hohen Kaliumgehalt positiv auf die Verdauung aus.

Kräutertee

Kräutertees werden aus Blättern und Blüten hergestellt. Im Folgenden einige der wichtigsten Sorten mit ihren unterschiedlichen Wirkungen:

Pfefferminztee wird aus den getrockneten Blättern der Pfefferminzstaude hergestellt und besonders bei Magenschmerzen, Durchfall und Übelkeit eingesetzt.

Kamillentee enthält alle Bestandteile der Kamille. Er wirkt entzündungshemmend und wird deshalb bei Magenschleimhautentzündung eingesetzt. Außerdem hat er eine entblähende und krampflösende Wirkung.

Hagebuttentee wird aus dem Fleisch der Hagebutte hergestellt und häufig zur Farb- und Geschmacksverbesserung im Verhältnis 7:3 mit getrockneten Hibiskusblüten vermischt.
Malventee ist ein rubinroter Aufguss aus den Blüten der Hibiskuspflanze. Er wirkt blutdrucksenkend und stoffwechsel- und verdauungsfördernd.

Auch die Wirkstoffe von Kräutertees sind nicht frei von arzneilicher Wirkung. Für den bereits erkrankten Menschen ist es nützlich, auch den täglichen Kräutertee nach der ihm entsprechenden Wirkung auszusuchen. Arzt und Heilpraktiker helfen dabei. Gesunde und Sportler trinken den Kräutertee zum Genuss und um den Durst zu löschen. Daher müssen hier andere Dinge beachtet werden. Für den Gebrauch als täglichen Haustee und Durstlöscher sollten Kräutertees aus sehr mild wirkenden Pflanzen bevorzugt werden. Dazu zählen Brennnessel, Melisse, Hagebutten, Malven, Brombeerblätter, Erdbeerblätter, Frauenmantel und Rosenblüten. Je ausgeprägter die Kräuter in der Wirkung sind, desto öfter ist eine Pause und gleichzeitiger Wechsel auf einen anderen Tee angebracht. Als Faustregel kann gelten: Die Pause sollte so lange dauern wie die Zeit des Gebrauchs.

Im bewussten Schmecken kann der Körper signalisieren, was ihm gut tut. So ändert sich von Zeit zu Zeit »ganz wie von selbst« der täglich getrunkene Tee – auch deswegen ist es gut, Kräutertees nach Möglichkeit ungesüßt zu trinken.

Light-Getränke

Unter der Bezeichnung »Light« werden verschiedene Getränke angeboten. Der unreflektierte Konsum dieser Produkte, ohne Rücksicht auf die Art des Produktes oder die Menge, führt nicht unbedingt zu einer besseren oder kalorienärmeren Ernährung, zumal der Begriff »light« keine gesetzlich geschützte Bezeichnung ist. Anders ist das bei den in der Nährwertkennzeichnungsverordnung für brennwertverminderte Lebensmittel definierten Bezeichnungen »kalorienarm« oder »kalorienreduziert«. Ein Getränk, eine Gemüsebrühe oder eine Suppe darf nur dann »kalorienarm« genannt werden, wenn ein Energiegehalt von 20 kcal pro 100 ml nicht überschritten wird. Für die Bezeichnung kalorienreduziert gilt, dass die Erzeugnisse mindestens 40 % weniger Energie haben müssen als das Original bzw. ein vergleichbares Produkt.

»Light« kann sowohl bedeuten, dass Zucker durch Süßstoff ausgetauscht worden ist, als auch, dass Getränke kohlensäure-, alkohol- oder fettärmer sind.

Limonade

Limonade wird aus Essenzen unter Zusatz von natürlichen Aromastoffen, Zucker, Früchten und Zitronen-, Apfel- oder Weinsäure hergestellt. Wird eine Limonade mit Früchten hergestellt, so muss ihr Fruchtgehalt die Hälfte der für das Fruchtsaftgetränk erforderlichen Menge betragen (s. Fruchtsaftgetränke). Bitter Lemon, Bitter Orange und andere Bittergetränke erhalten ihren bitteren

Geschmack durch den Zusatz von Chinin. Der Chiningehalt darf 80 mg/l nicht überschreiten.

Malzbier

Im Vergleich mit Hellbier ist dieses Dunkelbier wegen seines geringen Alkoholgehalts ein empfehlenswerteres Getränk nach dem Sport. Außer den enthaltenen Kohlenhydraten, die einen geringeren Insulinausstoß als Zucker verursachen, sind für den Sportler vor allem die enthaltenen B-Vitamine wichtig. Dem Hopfen wird außerdem eine entspannende Wirkung zugeschrieben.

Milch

In Deutschland ist mit dem Begriff »Milch« im Allgemeinen Kuhmilch gemeint.

Milch gehört im engeren Sinne nicht zu den Getränken, sondern zu den Lebensmitteln. Da Milch jedoch in flüssiger Form wichtige Nährstoffe liefern kann, ist Milch in diese Getränkekunde aufgenommen worden.

Milch wird unterschieden in:

Rohmilch: nicht erhitzte oder behandelte Milch, die direkt vom Bauern ab Hof verkauft wird.

Vorzugsmilch: Rohmilch, die abgefüllt im Handel erhältlich ist und besondere hygienische Anforderungen beim Abfüllen erfüllt.

Pasteurisierte Milch: zur Entkeimung erhitzte Milch; Pasteurisieren macht die länger haltbar und leichter verdaulich, ohne die Substanzen wesentlich zu verändern.

Handelsübliche Fettgehaltsstufen

natürlicher Fettgehalt: mind. 3,8 %

Vollmilch: mind. 3,5 %

teilentrahmte Milch: mind. 1,5 %

entrahmte Milch: maximal 0,3 %

Homogenisierte Milch: Durch das Homogenisieren werden die in der Milch enthaltenen Fetttröpfchen zerkleinert. Durch diese Oberflächenvergrößerung wird eine größere Kontaktfläche für die Geschmackspapillen erreicht; ebenso verbessert sich durch das Homogenisieren die Verdaulichkeit der Milch.

ESL-Milch: Die ESL-Milch (extended shelf life = länger haltbare Frischmilch) ist erst seit wenigen Jahren auf dem Markt. Es findet entweder eine Pasteurisierung bei 123 – 127 °C statt oder der Rahm wird von der Magermilch getrennt, bei 72 – 75 °C erhitzt und dann mit der mikrofiltrierten Magermilch wieder vermischt. Gekühlt ist sie ungeöffnet etwa 3 Wochen haltbar, geöffnet 2 bis 4 Tage.

Der Kohlenhydratgehalt von Milch in Form von Milchzucker liegt bei 4,8 %, der Eiweißgehalt bei 3,3 % .

Milcherzeugnisse

Zur Gruppe der Sauermilchprodukte gehören:

Dickmilch: Milchsäurebakterien verwandeln Milchzucker in Milchsäure, was das Ausfallen des Milcheiweißes (des Caseins) bewirkt. Die Milch gerinnt zu einer dicklichen, säuerlichen Masse, der Dickmilch.

Joghurt wird durch Zusatz bestimmter Bakterienkulturen aus erhitzter Milch hergestellt.

Kefir und Kumys sind schäumende, leicht alkoholhaltige Getränke, die ursprünglich aus dem Kaukasus kommen und aus Stutenmilch hergestellt wurden. Heute wird hauptsächlich Kuhmilch verwendet. Kefir und Kumys entstehen durch Zusatz von Kefirkörnern beziehungsweise Kumysferment (Milchsäurebakterien, Hefen).

Molke ist eine schwach gelbgrünliche Flüssigkeit, die bei der Käsefabrikation nach der Abscheidung des Fettes und des Caseins durch Säuerung oder Labsubstanz entsteht. Sie enthält Eiweiß (0,7 %), Spuren von Fett, Milchzucker, Mineralstoffe (besonders Calcium) und Vitamine (B_1, B_2).

Buttermilch fällt bei der Verbutterung von Milch oder Rahm neben der Butter an. Es ist eine dickliche Flüssigkeit, die wenig Fett, viel Eiweiß, Milchzucker und Mineralstoffe enthält. Wenn der Buttermilch kein Fremdwasser und keine Magermilch zugesetzt sind, darf sie »Reine Buttermilch« genannt werden.

Kondensmilch ist eine auf die Hälfte oder zu einem Drittel eingedampfte Vollmilch, die durch Sterilisation oder Zuckerzusatz haltbar gemacht wird.

Ymer ist ein sehr dickflüssiges oder dickgelegtes Sauermilchprodukt, ähnlich der

Nährstoff- und Mineralstoffgehalt ausgewählter Milchgetränke in g/100 g bzw. mg/100 g

	Energie kcal/kJ	Kohlenhydrate (g)	Fett (g)	Eiweiß (g)	Natrium (mg)	Kalium (mg)	Calcium (mg)	Phosphor (mg)	Magnesium (mg)	Eisen (mg)
Dickmilch	61/254	4,0	3,5	3,3	48	157	120	92	12	0,1
Kefir	61/254	4,0	3,5	3,3	48	157	120	92	12	0,1
Buttermilch	35/144	4,0	0,5	3,5	57	147	109	90	16	0,1
Molke	24/100	4,7	0,2	0,8	45	129	68	43	1	0,1

Quelle: Elmadfa et al. : Die große GU-Nährwerttabelle

Dickmilch, mit mildsäuerlichem Geschmack, das in Skandinavien sehr verbreitet ist.

Mineralwasser

(s. Wasser)

Multivitamingetränke

Diese Getränke werden, wie die Fruchtgetränke, in Säfte, Nektare, Saftgetränke und Limonaden unterteilt. Sie sind Gemische aus meist 9 – 12 verschiedenen Fruchtsorten. Ein Glas deckt häufig den Tagesbedarf eines Erwachsenen an den zugesetzten Vitaminen. Es gibt diese Säfte, wie so viele andere Lebensmittel, auch in der »Light-Version«.

Gemischt mit mineralstoffreichem Mineralwasser im Verhältnis 1:3, können Multivitaminsäfte sinnvolle Sportlergetränke sein, besonders für Sportler wie Jockeys, Ringer oder Turner, die häufig aufgrund des zu haltenden oder zu erreichenden Körpergewichtes eine sehr geringe Kalorienzufuhr bei gleich hohem Vitaminbedarf benötigen.

Near-Water-Getränke

Near-Water-Getränke sind Erfrischungsgetränke mit unterschiedlichen Essenzen auf Mineral- oder Trinkwasserbasis. Sie enthalten Fruchtsaftanteile, natürliche Aromen oder Extrakte, Vitamine oder Mineralstoffe und werden mit Fructose, Zucker oder Zuckerersatzstoffen gesüßt, sind aber meist kalorienarm oder sogar kalorienfrei. Lebensmittelrechtlich zählen diese Produkte zu den »Limonaden«, da natürliches Mineralwasser keine Zusätze außer Kohlensäure enthalten darf.

Beim Kauf von Near-Water-Getränken sollte man darauf achten, dass sie auf der Basis von Mineralwasser hergestellt wurden.

Quellwasser

(s. Wasser)

Sake

Ein besonders in asiatischen Gebieten getrunkener Reiswein, der aus poliertem, gedämpftem Reis hergestellt wird. Der Reis wird mit Hefe, Wasser und Koji für 6 – 12 Monate gegoren. Sake ist ein stark alkoholisches Getränk (bis zu 20 % Alkohol), das warm getrunken wird.

Schorle

Gesetzlich ist Schorle definiert als ein Mischgetränk aus mindestens 50 % Wein oder mindestens 50 % Fruchtsaft (Apfelsaft, Cassis ...), gemischt mit Mineralwasser. Fruchtsaftanteile von bis zu 70 % sind üblich. Ein Fruchtsaftanteil von 50 % und mehr bewirkt, dass die klassischen Schorlen hypertonisch wirken. »Unverdünnte« klassische Fruchtsaftschorlen sind somit während sportlicher Aktivitäten oder zum Ausgleich von Schweißverlusten weniger empfehlenswert.

Sportgetränke auf Fruchtsaftbasis

Ein Sportgetränk aus natürlichem Mineralwasser mit einer Fruchtsaftmischung im Verhältnis 2 : 1 (zwei Teile Mineralwasser zu 1 Teil Fruchtsaftmischung) ist dann ein ideales Getränk für sportlich aktive Menschen, wenn es einige wichtige Voraussetzungen erfüllt. Mit der richtigen Mineralisierung sowie der Zusammensetzung und Auswahl der Fruchtsäfte ist dieses natürliche Sportgetränk isotonisch. So liefert es dem Körper gleichzeitig wichtiges Wasser, wertvolle Mineralstoffe und schnelle Energie. Die notwendigen Kohlenhydrate in diesem natürlichen Sportgetränk liefern die Fruchtsäfte, die gleichzeitig den Mineralstoff Kalium beisteuern. Kalium ist für die optimale Speicherung der Kohlenhydrate notwendig. Selbstverständlich sollten auch die Sport-Mineralstoffe Calcium, Magnesium und Natrium enthalten sein. Ideal ist es, wenn das Sportgetränk die Mineralstoffe Calcium und Magnesium im Verhältnis 2:1 (2 Teile Calcium zu 1 Teil Magnesium) enthält. Bei sportlichen Aktivitäten verliert der Körper diese Mineralstoffe über den Schweiß ebenfalls im Verhältnis 2:1 (2 Teile Calcium zu 1 Teil Magnesium). Isotonische, natürliche Sportgetränke auf Fruchtsaftbasis sind vor, während und nach sportlicher Aktivität besonders empfehlenswert. Sie sind zudem eine perfekte Basis für Sportgetränke mit variablen Mineralwasserzugaben, um auch den unterschiedlichsten Anforderungen im Sport gerecht zu werden.

Sekt oder Schaumwein

Schaumwein ist ein aus Wein oder Traubenmost hergestelltes kohlensäurehaltiges Getränk, das infolge alkoholischer Gärung mindestens 70 g Alkohol in einem Liter enthält.

Der Alkohol in Sekt wirkt schneller als in anderen alkoholischen Getränken, da der Alkohol durch die vorhandene Kohlensäure beschleunigt ins Blut aufgenommen wird. Daher: Vorsicht bei Siegesfeiern!

Sauerstoffwasser oder Sauerstoffangereichertes Wasser

Es enthält mehr Sauerstoff als sonst im Wasser vorkommt. Der Sauerstoff wird aus verflüssigter Luft durch ein Hochdruckverfahren eingebracht. Ein Beweis für einen gesundheitlichen oder sportlichen Nutzen des Sauerstoffwassers gibt es (noch) nicht. Viele der bisher beobachteten positiven Effekte beim und nach dem Trinken von Sauerstoffwasser können nicht der zusätzlichen Sauerstoffzufuhr der Getränke zugeschrieben werden, sondern der Flüssigkeitszufuhr durch die zusätzliche Getränkeaufnahme. Wenn es der Geldbeutel zulässt, können Sauerstoffwasser zumindest einen positiven Beitrag zur Deckung des Flüssigkeitsbedarfs leisten.

Sirup

Sirup wird durch Aufkochen von filtriertem, klarem Rohsaft mit Haushaltszucker (Saccharose) zu einer dickflüssigen Zubereitung verarbeitet. Verwendet werden dafür vor allem Himbeeren, Johannisbeeren, Erdbeeren und Kirschen. Sirup hat einen sehr hohen Zuckergehalt (65 – 68 %) und nur einen geringen Mineralstoffgehalt (0,14 – 0,43 %). Er wird zur Herstellung von Limonade, Soßen und Süßspeisen verwendet.

Vergleich der Inhaltsstoffe von Sojadrink und Kuhmilch pro 100 g Milch	Fett (g)	EW (g)	KH (g)	MS (g)	Eisen (mg)	kcal/kJ
Sojadrink	1,5	3,6	2,2	0,07	0,8	36/151
Kuhmilch	3,5	3,3	4,8	0,42	0,1	64/267

EW = Eiweiß, KH = Kohlenhydrate, MS = Mineralstoffe

Sojadrink

Sojadrink wird aus eingeweichten, gemahlenen Sojabohnen und Wasser hergestellt. Im Vergleich zur Kuhmilch ist Sojadrink etwas bitterer.

Sojadrink hat im Vergleich zur Kuhmilch
- weniger Fett und Kalorien
- mehr Eiweiß und Eisen
- viele B-Vitamine

Sojadrink ist, besonders für Veganer, ein guter Eiweiß-, Calcium- und Eisenlieferant.

Tafelwasser

(s. Wasser)

Sprudler – Leitungswasser mit Kohlensäure

Manche Privat-Haushalte erzeugen Sprudel-Wasser (aber kein Mineralwasser!), indem sie Trinkwasser mit Kohlensäure anreichern. Um Gesundheitsrisiken durch Keimbelastung zu verringern, muss auf eine optimale Hygiene bei der Zubereitung geachtet werden. Auch sollten sich Verbraucher vor der Anschaffung eines Sprudlers über die Qualität ihres Trinkwassers informieren. Und: Wer auf ein magnesiumreiches Getränk wert legt, kommt an Mineralwasser nicht vorbei. Trinkwasser enthält maximal 50 mg Magnesium pro Liter. Magnesiumreiche Mineralwässer können über 100 mg Magnesium pro Liter liefern.

Tee

Schwarzer und grüner Tee sind durststillende Getränke mit stimulierender Wirkung auf das zentrale Nervensystem. Tee enthält mehr Coffein als Kaffee, doch hat das Coffein im Tee eine andere Wirkung. Während das Coffein im Kaffee direkt vom Organismus aufgenommen wird und auf das Herz-Kreislauf-System wirkt, wirkt es beim Tee auf das Gehirn und das zentrale Nervensystem. Dadurch ist Tee weniger aufputschend und fördert die Konzentrations- und Reaktionsfähigkeit. Ein weiterer Wirkstoff des Tees ist die Gerbsäure. Sie bremst die Wirkung des Coffeins. Durch die Art der Tee-Zubereitung kann man die Wirkung des Tees beeinflussen:

Lässt man die Teeblätter weniger als zwei Minuten ziehen, tritt fast nur Coffein aus, sodass der Tee dann stimulierend wirkt. Nach etwa fünf Minuten Ziehen tritt die Gerbsäure aus und der Tee wirkt beruhigend.

Wegen der Gerbsäure wird Tee auch oft als Heilmittel verwendet, besonders bei Magen-Darm-Beschwerden.

Ein zu hoher Teekonsum ist für Sportler nicht zu empfehlen, da er kaum Mineralstoffe enthält und die Gerbsäure im Tee die Eisenaufnahme hemmen kann. Wenn man den Tee mit stillem Mineralwasser zubereitet, erhöht sich dadurch der Mineralstoffgehalt je nach Zusammensetzung des Mineralwassers.

Bei der Zubereitung des schwarzen Tees werden die Blätter fermentiert, wodurch die Konzentration der Gerbsäure abnimmt und die Blätter ihre grüne Farbe verlieren.

Trinkjoghurt

Er wird ähnlich hergestellt wie der normale Joghurt, nur dass meist fettarme Milch verwendet und länger gerührt wird, um zu verhindern, dass der Joghurt stichfest wird. Teilweise wird auch Wasser zugesetzt. Im Handel ist er nicht pur, sondern mit Frucht- und Zuckerzusatz erhältlich oder als Light-Produkt mit Zuckeraustauschstoffen. Wie fast alle Milchprodukte liefert er Eiweiß und Calcium.

Wasser

Destilliertes Wasser, dem so gut wie alle lebenswichtigen Mineralstoffe entzogen sind, wirkt in größeren Mengen getrunken schädlich für den menschlichen Organismus.

Natürliches **Heilwasser** muss aus speziellen Heilquellen stammen und unterliegt den strengen Richtlinien des Arzneimittelgesetzes. Als sogenannte Fertigarzneimittel müssen Heilwässer eine medizinische Wirksamkeit aufweisen, also beispielsweise Krankheiten vorbeugen, lindern oder heilen können. Natürliche Heilwässer mit besonderen Indikationen sollten auf Dauer nur unter ärztlicher Kontrolle getrunken werden und sind als alleinige »Durstlöscher« nur eingeschränkt geeignet.

Leitungswasser oder **Trinkwasser** ist meist kein naturbelassenes Produkt. Es wird nicht wie Mineralwasser aus Tiefenwasser, sondern aus Grund- oder Oberflächenwasser gewonnen. Die Qualität dieses »Rohwassers« unterscheidet sich von Ort zu Ort. Je nachdem wie sauber das Rohwasser ist, wird es von den Wasserwerken aufbereitet und gereinigt.

Aus Leitungswasser kann nie Mineralwasser werden. Das gilt auch für Wasser aus sogenannten »Sprudelwasser-Bereitern« oder »Soda-Streamern«: Es hat die gleiche Qualität und Zusammensetzung wie das ursprüngliche Leitungswasser und unterscheidet sich nur durch den künstlichen Zusatz von Kohlensäure.

Natürliches Mineralwasser

Laut Mineral- und Tafelwasserverordnung, ein europaweit geltendes Gesetz, muss Mineralwasser immer aus einer unterirdischen Quelle stammen und von natürlicher Reinheit sein. Es muss direkt am Quellort abgefüllt werden. Aufgrund seines Gehaltes an Mineralstoffen kann es eine günstige Wirkung auf den menschlichen Organismus ausüben. Natürlichem Mineralwasser dürfen keine chemischen Stoffe, zusätzliche Mineralstoffe oder andere Wassersorten beigemischt werden. Lediglich die Entfernung von Eisen (Enteisenung) oder Schwefel ist erlaubt, denn Eisen kann sich in Form brauner Flocken auf dem Flaschenboden niederschlagen, und zu viel Schwefel würde den Geruch und Geschmack beeinträchtigen. Auch eine Regulierung des Gehaltes an Kohlendioxid (CO_2) bzw. Kohlensäure ist zulässig. Welche Behandlungsverfahren bei einem Mineralwasser angewendet werden, muss auf dem Etikett vermerkt sein. Auch Quellname und Abfüllort sowie Datum und Ergebnis der amtlich anerkannten Analyse bzw. der bestätigten Kontrollanalyse müssen auf dem Etikett deklariert werden. Zu den Inhaltsstoffen von Mineralwasser siehe Tabelle auf Seite 74/75.

Quellwasser stammt aus unterirdischen Wasservorkommen. Es muss keine bestimmten, gleichbleibenden Mengen an Mineralstoffen enthalten und wird auch nicht amtlich anerkannt. An die Zusammensetzung von Quellwasser werden die gleichen Maßstäbe wie an Leitungswasser gesetzt.

Tafelwasser muss nicht natürlichen Ursprungs sein. Es ist eine Mischung aus Leitungswasser und anderen Zutaten wie Salzwasser oder Mineralwasser. Da Tafelwasser nicht an eine bestimmte Quelle gebunden ist, darf es an einem Ort hergestellt und abgefüllt werden und auch »lose«, also über Zapfanlagen, angeboten werden. Im Gegensatz zu Mineralwasser muss es nicht amtlich anerkannt werden.

Wein

Wein ist ein aus dem Saft frischer Weintrauben hergestelltes Getränk, das infolge alkoholischer Gärung mindestens 55 g Alkohol pro Liter enthält. Die alkoholische Gärung kann auf der Traubenmaische und auch nach Zugabe von Zucker und Traubenmostkonzentrat vor sich gehen.

Wellness-Getränke

Wellness-Getränke sollen neben dem Bedürfnis des Trinkens gleichzeitig den Wunsch nach Wohlbefinden, Genuss und Entspannung befriedigen. Zu Wellness-Getränken gehören ballaststoffhaltige Frühstücksdrinks, ACE-Getränke, fermentierte Kräuterteegetränke wie Kombucha sowie Getränke mit Ginkgo, Johanniskraut, Melisse oder Ginseng. Wellness-Getränke gehören zu den am stärksten wachsenden Getränkegattungen bei den alkoholfreien Erfrischungsgetränken.

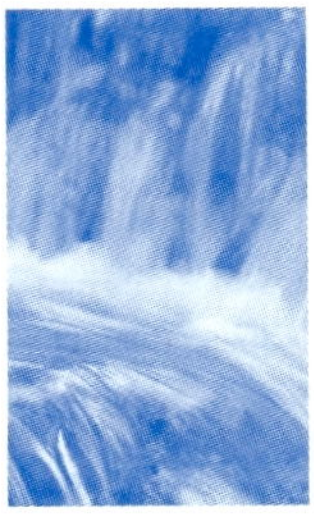

»Ich habe außer Schlafen und Ausruhen nie etwas für meinen Körper getan – und gedenke es auch nicht zu tun. Training ist mühsam, und es kann einfach nicht nützlich sein, wenn du müde bist; und ich war immer müde.«
Mark Twain

ABC der Fitness-Ernährung

A

Aminosäuren sind die Bausteine des Eiweißes (der Proteine). Es gibt zwanzig verschiedene Aminosäuren, von denen acht für den Erwachsenen essenziell sind. Essenziell bedeutet, dass die acht Aminosäuren Isoleucin, Leucin, Lysin, Methionin, Phenylalanin, Threonin, Tryptophan und Valin nicht vom menschlichen Organismus hergestellt werden können, sondern über Speisen und Getränke in ausreichender Menge zugeführt werden müssen.

Jede Spezies (Mensch, Tiere und Pflanzen) hat ein bestimmtes Aminosäurenmuster. Die Aminosäurenzusammensetzung eines Lebensmittels oder der Speisen bestimmt die biologische Wertigkeit des enthaltenen Eiweißes. So ergibt zum Beispiel eine Kombination von pflanzlichen Nahrungsmitteln wie Getreide mit Milch und Milchprodukten eine ideale Aminosäurenzusammensetzung der Mahlzeit, die im Idealfall eine höhere biologische Wertigkeit haben kann als Fleisch.

Antioxidantien: Zu den effektivsten Antioxidantien gehören Provitamin A (Beta-Carotin) sowie die Vitamine C und E und zahlreiche sekundäre Pflanzenstoffe. Diese Stoffe können negativen Wirkungen des Sauerstoffes und anderer freier Radikale vorbeugen. Freie Radikale können wichtige Zellstrukturen im Organismus zerstören. Somit fällt »Zellschrott« an, der recycelt werden muss, denn die Zelle geht sparsam mit ihren Ressourcen um und kann sich keinen Müllberg leisten. An den Stellen der zerstörten Zellen müssen natürlich neue hergestellt werden. Dies kostet trotz Recycling zusätzlich Energie. Bei einer einzelnen Zelle ist dies ohne Probleme möglich. Häufen sich jedoch die Schäden aufgrund von starken Radikalbelastungen, so wird die Zelle extrem gestresst und in ihrer normalen Funktion beeinträchtigt. Hinzu kommt, dass nach einer solchen Reaktion Bestandteile der Zelle selbst als Radikale wirken. Nicht nur die Zelle selbst wird gestört, sondern es wird auch eine Kettenreaktion ausgelöst.

Freie Radikale kommen sowohl endogen, das heißt im Stoffwechsel, vor, zum Beispiel in der Atmungskette, als auch exogen, das heißt außerhalb vom Körper, in der Umwelt, zum Beispiel bei Luftverunreinigungen, in Pestiziden, im Zigarettenrauch und bei Sonneneinstrahlung.

Freie Radikale gehören zum Leben und zum Sport wie die Luft zum Atmen. Der Organismus ist ständig diesen Teilchen ausgesetzt.

Da Menschen den Einflüssen der freien Radikale seit Anbeginn der Evolution ausgesetzt sind, haben sie gelernt, sich mittels Antioxidantien gegen solche Störungen zur Wehr zu setzen.

Wenn die freien Radikale im Organismus überhand nehmen, können sie zu unerfreulichen Störungen führen: Sie können biologische Membranen schädigen, unentbehrliche Nährstoffe zerstören und vor allem Bausteine der Gene, die Nukleinsäuren, angreifen, die für eine geordnete Zellvermehrung und die Weitergabe der Erbinformationen verantwortlich sind.

Die Zunahme freier Radikale im Organismus wird als Mitursache zahlreicher Erkrankungen angesehen: Krebs, Arteriosklerose, Grauer Star, einige Hauterkrankungen, entzündliche Immunschädigungen (Arthritis, Rheuma), senile Demenz (Alzheimer Krankheit).

Es kommt jetzt darauf an, dem Organismus ausreichend Antioxidantien zur Verfügung zu stellen, damit das Verhältnis freier Radikale zu Antioxidantien sich die Waage hält.

Die Schutzpolizei gegen freie Radikale, die Antioxidantien, können mit Speisen und Getränken aufgenommen werden. Dadurch wird einerseits der Bedarf an diesen lebenswichtigen Nährstoffen gedeckt, andererseits werden zusätzlich noch Barrieren gegen den Angriff der Radikale geschaffen – und dies schon im Vorfeld, den Verdauungs- und Verteilungssystemen Magen-Darm-Trakt und Blutplasma.

Die verschiedenen Antioxidantien haben dabei unterschiedliche Rollen: Vitamin C und Selen sind wasserlöslich und wirken in den wässrigen Körperräumen; Carotinoide und Vitamin E sind fettlöslich und wirken vor allem im Fettgewebe, wo sie auch eingelagert werden.

Die Funktionsweise der Antioxidantien lässt sich sehr anschaulich durch folgendes Bild erklären: Auf einem Billardtisch liegen 25 bunte Kugeln in einer harmonisch geordneten Figur. Doch nun spielt der Billardspieler mit einem kräftigen Stoß mit der weißen Kugel mitten in die Figuration frontal auf eine bunte Kugel. Die weiße Kugel würde ihre Bewegungsenergie verlieren und langsam ausrollen. Die angestoßene bunte Kugel jedoch würde jetzt an Stelle der weißen wegflitzen, auf eine zweite und dritte knallen, wodurch diese wegflitzen würden usw. Wäre der Stoß kräftig genug, so könnte auf diese Art der harmonische Aufbau völlig durcheinander gebracht werden. Der Spieler hätte mit seinem Stoß eine Kettenreaktion ausgelöst.

Nun würde jemand eine der 25 geordneten bunten Kugeln durch einen kleinen bunten Sandsack austauschen. Was würde passieren? Nun, im Prinzip das Gleiche wie vorher, bis eine Kugel auf das Sandsäckchen treffen würde. Der Sack würde nicht wie eine Kugel wegspritzen, sondern sich höchstens etwas verschieben, aber der ihn anstoßenden Kugel trotzdem fast alle Bewegungsenergie nehmen und die Kettenreaktion unterbinden. Käme das Säckchen zu einem frühen Zeitpunkt ins Spiel, könnte es die Ordnung der Billardkugeln auf dem Tisch weitgehend retten. Die Chance, dass es als Erstes angestoßen wird, beträgt in unserem Beispiel jedoch nur 1:25. Je mehr Kugeln auf dem Tisch gegen Säckchen ausgetauscht werden, umso schwerer hätte es der Spieler, mit einem Stoß die Ordnung zu zerstören.

Genauso verhält es sich mit den freien Radikalen und Antioxidantien. Die Sandsäckchen entsprechen den Antioxidantien wie Beta-Carotin, Vitamin C, Vitamin E oder Selen und die weiße Kugel dem Radikal. Die Antioxidantien fangen das Radikal ein, indem sie es selbst oder mit einem Folgeprodukt in der Kettenreaktion neutralisieren. Sie machen dadurch eine Kettenreaktion unmöglich beziehungsweise unterbrechen sie, sobald sie ins Spiel kommen.

Reich an Antioxidantien sind Obst und Gemüse beziehungsweise die entsprechenden Obst- und Gemüsesäfte. Das sind zum Beispiel Karotten und Karottensaft, Spinat, Brokkoli, Reis, Kiwis, Orangen und Orangensaft, Apfel und Apfelsaft oder schwarze Johannisbeeren.

Aromastoffe sind sekundäre Pflanzeninhaltsstoffe, deren genaue Bedeutung und Wirkung im Organismus noch nicht bekannt ist. Sie werden als Geruchs- und Geschmacksstoffe in Lebensmitteln und Getränken verwendet und tragen somit zum Teil auch zur Bekömmlichkeit einer Speise oder eines Getränks bei.

Ascorbinsäure ist der wissenschaftliche Name für Vitamin C.

ATP (Adenosintriphosphat) ist eine Phosphorverbindung und ein Energiespeicher im Körper. Die aus Nährstoffen gewonnene Energie wird für den Aufbau von ATP verwendet. Bei der Spaltung des ATP wird diese Energie wieder frei und dient zum Beispiel dazu, Muskelkontraktionen zu ermöglichen.

B

Ballaststoffe sind Kohlenhydrate, die vom Körper nicht abgebaut werden können. Es werden zwei Gruppen von Ballaststoffen unterschieden: wasserunlösliche wie Cellulose und wasserlösliche wie Pektine. Die Cellulose (in Getreideprodukten) bewirkt durch ihre Quellfähigkeit eine Volumenvergrößerung des Speisebreies, somit stärkere Darmbewegungen und eine beschleunigte Darmpassage. Pektine (in Obst und Gemüse) haben die positive Eigenschaft, Cholesterin und Fette zu binden und aus dem Körper abzutransportieren bzw. die körpereigene Synthese von Cholesterin zu drosseln.

Die Aufnahme ballaststoffreicher Lebensmittel hat für den Sportler den Vorteil, dass die Kohlenhydrate langsamer in die Blutbahn aufgenommen werden. Sie sorgen so für einen gleichmäßigeren Blutzuckerspiegel.

Ballaststoffreiche Lebensmittel sind Vollkorn- und Getreideprodukte, Obst, Wurzel- und Knollengemüse, Hülsenfrüchte und Nüsse.

Ballaststoffanteile in verschiedenen Lebensmitteln

Lebensmittel	Ballaststoffe in g/100 g	verzehrfertige Portion in g	Ballaststoffe in g pro Portion
weiße Bohnen	7	250	17,5
Linsen	4	250	10,0
Erbsen	4	250	10,0
Himbeeren	7	125	8,7
Vollkornbrot	7	50	3,5
Müsli	12	35	3,4
Weizen, geschrotet	9	35	3,0
Erdbeeren	2	125	2,5
Vollkornhaferflocken	7	30	2,1
Äpfel	2	100	2,0
Knäckebrot	15	10	1,5

Bioverfügbarkeit: Es ist fast nie der Fall, dass die gesamte Menge an Nährstoffen, die im Getränk, in einem Lebensmittel oder in einer Mahlzeit enthalten ist, auch vom Körper aufgenommen wird. Nährstoffe können in Lebensmitteln zwar vorhanden, aber dennoch nur schlecht oder gar nicht verfügbar sein. Der Mensch lebt somit eigentlich nicht von dem, was er trinkt und isst, sondern von dem, was er von dem, was er trinkt und isst, aufnehmen und verwerten kann. In der Ernährungswissenschaft gibt es hierfür die Begriffe Bioverfügbarkeit, Resorption oder Absorption und Retention.

Die Bioverfügbarkeit beschreibt die Menge des Nährstoffes, die dem Körper von der im Lebensmittel oder Getränk enthaltenen Menge theoretisch zur Verfügung steht. Die Resorption oder Absorption beschreibt die Menge, die vom Körper tatsächlich aufgenommen wird, und die Retention gibt die Menge an, die im und vom Körper tatsächlich genutzt wird.

In natürlichem Mineralwasser liegen die Mineralstoffe bereits gelöst in ionisierter Form vor. Sie haben eine hohe Bioverfügbarkeit. Wissenschaftler der Universität Wien stellten 1997 eine Studie zur Bioverfügbarkeit von Calcium und Magnesium aus verschiedenen Lebensmitteln vor. Die höchste Bioverfügbarkeit wurde dabei in Heil- und Mineralwasser festgestellt. 92 % des ursprünglichen Magnesiumgehalts und 84,2 % des Calciumgehalts von Heil- und Mineralwasser stehen hiernach dem Körper zur Verfügung. Ein ähnlich gutes Ergebnis konnte nur noch bei Milch mit 79,9 % für Calcium und 89,3 % für Magnesium nachgewiesen werden.

Verschiedene Resorptionsuntersuchungen bestätigen die gute Bioverfügbarkeit von Mineralstoffen aus Mineral-

Bioverfügbarkeit von Calcium und Magnesium in %

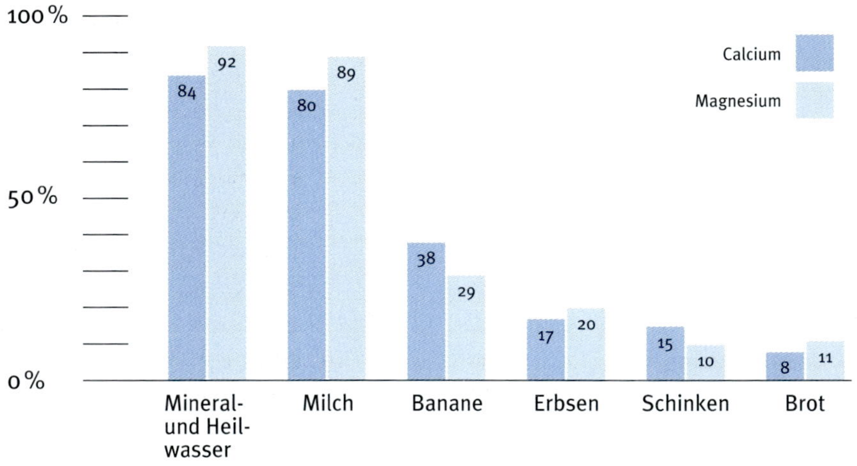

Quelle: Dr. C. Ekmekcioglu, Univ. Prof. W. Marktl, Abschlussbericht der Studie Bioverfügbarkeit von Mineralstoffen aus natürlichen Mineralwässern, Wien, 1997

wasser. So konnte aufgezeigt werden, dass sowohl gesunde als auch Laktose-intolerante Personen eine Calciumresorption aus Mineralwasser aufweisen, die mit der aus Milch vergleichbar ist. Die Resorption von Calcium aus Milch liegt bei 37 %, die aus Heil- und Mineralwasser bei 38 bis 42 %. Die Quote kann auf über 46 % gesteigert werden, wenn ein calciumreiches Mineralwasser zu einer Mahlzeit getrunken wird.

Für die Resorptionsquote spielt der Versorgungszustand des Körpers mit dem jeweiligen Nährstoff eine Rolle. Eisen beispielsweise wird aus Lebensmitteln tierischer Herkunft (Fleisch) wesentlich besser aufgenommen als aus pflanzlichen Quellen (z. B. rote Früchte). Die Absorptionsrate wird bei entleerten Körper-Eisenspeichern vom Körper automatisch erhöht. Auch der gleichzeitige Konsum von Vitamin-C-reichen Lebensmitteln verbessert die Eisenversorgung aus pflanzlichen Speisen. Bei niedrigem Eisenstatus können somit auch pflanzliche Lebensmittel besser zur Eisenversorgung beitragen.

Ist ein Nährstoff resorbiert, heißt das nicht automatisch, dass es auch zu der gewünschten Wirkung kommt. Der Weg zum Ziel erfordert das Überwinden einer weiteren Etappe: Die Retention oder das Zurückhalten des Nährstoffs im Körper. Ein Beispiel: Es ist wenig effektiv, den Durst mit zwei Liter Wasser auf einmal decken zu wollen. Das Wasser wird zwar aus dem Verdauungstrakt absorbiert und geht ins Blut. Doch eine solche Menge Wasser kann »auf einmal« nicht in die Zellen gelangen, in denen das Wasser eigentlich fehlt. Deshalb wird es von den Nieren zeitnah wieder ausgeschieden.

Deshalb ist es ratsam, regelmäßig über den Tag verteilt in kleinen Portionen den Wasserhaushalt aufzufüllen. Entsprechendes gilt für die Verwertung und Retention der anderen Nährstoffe wie Vitamine und Mineralstoffe.

C

Carotinoide: In der Natur existieren über 400 verschiedene Carotinoide. Das Beta-Carotin ist eines der wichtigsten und am häufigsten vorkommenden Carotinoide. Beta-Carotin ist die Vorstufe von Vitamin A. Es wird deshalb als Provitamin A bezeichnet. Allerdings wird nur ein Teil direkt in Vitamin A umgewandelt. Der Rest wird gespeichert.

Die besten Quellen für Beta-Carotin sind tiefgelbe beziehungsweise orange Früchte und Gemüse sowie deren Säfte sowie dunkelgrüne Blattgemüse. So enthalten z. B. Karotten 6,6 mg, Spinat 4,9 mg, Mangos 2,0 mg, Aprikosen 1,6 mg, Brokkoli 1,5 mg, Tomaten 0,5 mg, Pfirsiche 0,5 mg und Orangen 0,1 mg Beta-Carotin pro 100 g.

Beta-Carotin hat antioxidative Eigenschaften und kann daher auch das Immunsystem stärken.

Cholesterin ist eine Fettart, die ausschließlich in tierischen Produkten vorkommt. Der menschliche Körper kann Cholesterin auch selbst herstellen. Er benötigt es zum Aufbau von Hormonen, Gallensäure und Zellmembran. Hierbei werden verschiedene Cholesterin-Fraktionen unterschieden. Zu den wichtigsten gehören das HDL und das LDL. Das LDL bringt das Cholesterin zu den verschiedenen Geweben und leider auch zu Arterien, was Arterienverkalkung verursachen kann. HDL hat die Aufgabe, Cholesterin zu entfernen, weshalb es auch das »gute Cholesterin« genannt wird. Aufgrund dieser Wechselwirkung garantiert ein niedriger Cholesterinwert von unter 200 mg/dl nicht immer ein niedriges Koronarrisiko, sondern das Verhältnis HDL zu LDL ist entscheidend. Anzustreben ist ein hoher HDL- und ein niedriger LDL-Spiegel im Blut. Die meisten Menschen mit Herzerkrankungen haben einen zu niedrigen HDL-Wert. Genetische Störungen können eine Ursache für die ungünstigen Werte sein. Nicht zu rauchen, eine vernünftige Ernährung, körperliche Aktivität und ein normales Körpergewicht haben einen günstigen Einfluss auf den HDL-Spiegel.

D

Diuretika sind Medikamente, die die Wasserausscheidung fördern und somit zu einer Gewichtsreduktion führen. Diuretika wurden in die Doping-Liste aufgenommen, da diese Einflussnahme auf das Körpergewicht als Leistungsmanipulation angesehen wird. Eine langfristige Einnahme von Entwässerungsmitteln kann unter anderem zu einem Mineralstoffmangel führen.

E

Eiweiß ist ein anderer Name für Protein (siehe dort).

Energiebedarf ist die Bezeichnung für die Energie, die der Mensch für Stoffwechselvorgänge benötigt. Der Energiebedarf setzt sich zusammen aus dem Grundumsatz, d. h. der Energie, die der Mensch in völliger Ruhe benötigt, um alle lebensnotwendigen Stoffwechselvorgänge aufrechtzuerhalten, und dem Arbeitsumsatz oder Sportumsatz, um zusätzliche Leistungen und sportliche Aktivitäten zu ermöglichen. Der Grundumsatz wird von Alter, Geschlecht und Gewicht bestimmt, je nach körperlicher Aktivität und muskulärer Belastung ergeben sich Arbeits- und Sportumsatz.

Enzyme sind Eiweißverbindungen, die chemische Reaktionen im Körper beschleunigen und lenken.

F

Fette sind konzentrierte Energielieferanten, die im Körper zu Fettsäuren abgebaut werden. Neben der Energielieferung ist die Zufuhr der essenziellen Fettsäuren Linolensäure und Linolsäure wichtig. Diese Säuren kann der Körper nicht selbst herstellen. Sie müssen mit der Nahrung zugeführt werden.

Die Zufuhr von gesättigten und ungesättigten Fettsäuren sollte in einem Verhältnis von 1:3 erfolgen. Je höher die Zufuhr von ungesättigten Fettsäuren ist, desto höher ist auch der Bedarf an Vitamin E. Generell sollte die Fettzufuhr beim Erwachsenen etwa 30 % der Gesamtenergiezufuhr betragen. Das entspricht etwa 1 g Fett pro Kilogramm Körpergewicht am Tag. Dieser Wert wird heute jedoch von vielen Menschen überschritten.

Flüssigkeit: Bei körperlicher Aktivität schwitzt der Körper und schützt sich so vor Überhitzung. Schwitzen ist deshalb sehr wichtig. Neben Wasser enthält der Schweiß Mineralstoffe und wichtige Spurenelemente.

Flüssigkeitsverluste haben normalerweise ein Durstgefühl zur Folge. Die Durstregulation kann jedoch unter körperlicher und nervlicher Anspannung leicht aus dem Gleichgewicht gebracht werden, sodass sich das Durstempfinden erst verspätet einstellt. Deshalb sollte sich der Sportler schon im Training einen individuellen Trinkrhythmus angewöhnen und auch dann trinken, wenn er (noch) keinen Durst verspürt. Wird der Flüssigkeitsverlust nicht oder nicht ausreichend aufgefüllt, sinkt die Leistungsfähigkeit rasch ab. Außerdem kann ein hoher Verlust an Wasser, Mineralstoffen und Spurenelementen auch zu Muskelkrämpfen, Schwindelgefühl, Übelkeit, Erbrechen bis hin zum Hitzekollaps führen.

G

Galactose entsteht im Körper aus Milchzucker und wird in der Leber in Glucose und Glykogen umgewandelt. Außerdem ist Galactose in pflanzlichen Polysacchariden enthalten. Galactose liegt in der Natur nicht in freier Form vor.

Glucose (= Dextrose, Traubenzucker, Maiszucker) ist Hauptbaustein der Polysaccharide Stärke, Glykogen und Cellulose. Bestimmte Organe und Gewebe wie Gehirn und Erythrozyten (rote Blutkörperchen) decken ihren Energiebedarf praktisch ausschließlich aus Glucose.

Glykogen ist das Reservekohlenhydrat des menschlichen Organismus. Es wird aus Glucose (Traubenzucker) aufgebaut und in der Leber und Muskulatur gespeichert.

Glykolyse ist der Abbau von Glucose zur Energiegewinnung.

H

Hungerast ist eine Bezeichnung für Unterzuckerung (siehe dort).

Hydrogencarbonat ist Hauptbestandteil des Puffersystems im Organismus. Die durch sportliche Tätigkeit im Muskel anfallende Milchsäure sowie die mit Lebensmitteln und Getränken aufgenommenen säurebildenden Bestandteile müssen täglich im Organismus neutralisiert werden. Hydrogencarbonat »puffert«, das heißt, es wirkt der Anhäufung saurer Stoffwechselprodukte entgegen.

J

Jod: Jodmangel gehört zu den am meisten verbreiteten Mangelerscheinungen in Deutschland. Folgen können Kropfbildung, Störungen im Hormonhaushalt und langsamere Entwicklung der körperlichen und geistigen Fähigkeiten bei Kindern, Müdigkeit, Konzentrationsschwäche und Lern- und Merkschwierigkeiten sein. Auch bei Sportlern ist eine ausreichende Jodzufuhr unbedingt notwendig. Mit 1 Liter Schweiß werden etwa 10 µg Jod ausgeschieden. Neben dem Verzehr von jodreichen Lebensmitteln wie Seefisch, Milch und einigen jodhaltigen Mineralwässern sollte deshalb in der Küche unbedingt Jodsalz verwendet werden.

Joule ist eine Maßeinheit für den Energiegehalt der Lebensmittel und Getränke. Auch der Energieverbrauch des Körpers wird in Joule gemessen. 1 Kilojoule = 1 kJ = 1000 Joule = 0,239 Kilokalorien (kcal).

K

Kalorie ist eine Maßeinheit für den Energiegehalt von Lebensmitteln und Getränken. 1 Kilokalorie = 1 kcal = 1000 Kalorien. Die ältere Maßeinheit Kalorie wurde durch Joule ersetzt. 1 kcal = 4,2 kJ.

Körpergewicht: Das richtige Körpergewicht ist eine individuelle Größe. Ein einfacher Orientierungsmaßstab für Erwachsene ist das Normalgewicht nach Broca.

Die Broca-Formel lautet:
Normalgewicht =
Körpergröße in cm minus 100.

Abweichungen von 10 % vom Normalgewicht sind gesundheitlich unbedenklich. Erst ab 20 % Abweichung treten vermehrt gesundheitliche Risiken und Probleme auf.

Body Mass Index

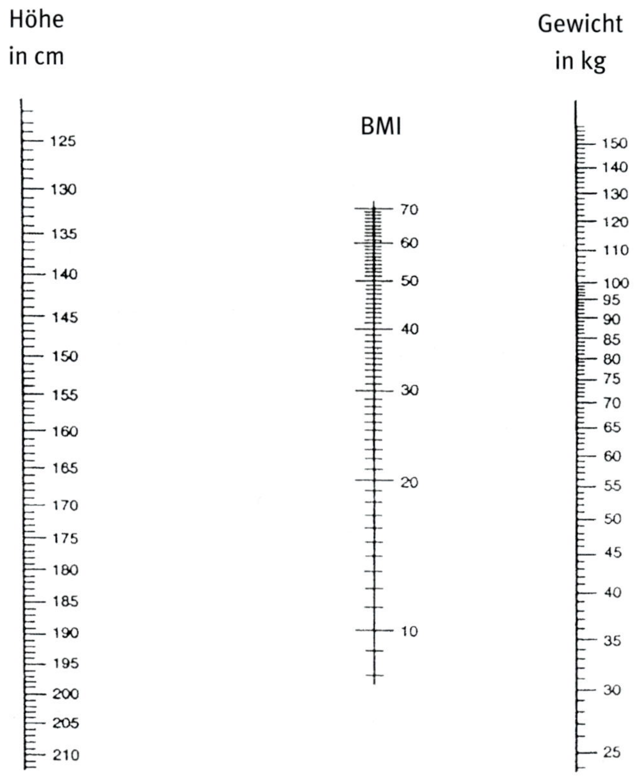

So ermitteln Sie Ihren BMI-Wert: Verbinden Sie, z. B. mit einem Lineal, Ihre Körpergröße mit Ihrem Körpergewicht. Der Schnittpunkt auf der BMI-Skala ergibt Ihren individuellen BMI-Wert.

Der wünschenswerte BMI hängt vom Alter ab.
Je nach Altersgruppe sind folgende BMI-Werte anzustreben:

Alter	BMI
19–24 Jahre	19–24
25–34 Jahre	20–25
35–44 Jahre	21–26
45–54 Jahre	22–27
55–64 Jahre	23–28
über 64 Jahre	24–29

$$\text{Body-Mass-Index (BMI)} = \frac{\text{Körpergewicht in kg}}{\text{Körpergröße in Meter x Körpergröße in Meter}}$$

Das Ergebnis der Body-Mass-Index-Formel lässt folgende Rückschlüsse zu:

BMI unter 18	= Untergewicht
BMI zwischen 18 und 25	= Normalgewicht
BMI zwischen 26 und 30	= leichtes Übergewicht
BMI über 30	= Übergewicht (eine Gewichtsabnahme ist anzuraten)

Ein etwas komplizierterer, aber genauerer Maßstab ist der Body Mass Index (BMI):

Bei Sportlern reicht das Körpergewicht als Maßstab zur Bestimmung des Ernährungszustandes nicht immer aus. Denn wenn sich auch das Gewicht im Laufe des Trainings nicht ändert, die Körperzusammensetzung tut es oft. Üblicherweise geht Körperfett verloren, während die Muskelmasse zunimmt. Die Körperzusammensetzung kann durch Messung der Hautfaltendicke oder durch elektrische Widerstandsmessung bestimmt werden. Der »übliche« Fettgehalt liegt bei Frauen bei 20 – 22 %, Sportlerinnen streben 10 % an. Die Norm für junge Männer liegt bei 14 – 16 %, Sportler streben 5 – 7 % an. Ein Fettgehalt von weniger als 5 % des Körpergewichts wird als medizinisch bedenklich eingestuft.

Kohlenhydrate sind das Muskelbenzin des Körpers. Der Sportler benötigt sie nicht nur am Wettkampftag. Gefüllte Glykogenspeicher in Leber und Muskel tragen entscheidend zur Ausdauerleistungsfähigkeit bei. Um diese Speicher optimal mit Kohlenhydraten anzureichern, sollte der Sportler vor einem wichtigen Wettkampf eine entsprechend kohlenhydratreiche Ernährung einhalten. Kohlenhydratreiche Lebensmittel sind insbesondere Kartoffeln, Reis, Nudeln, Müslimischungen, Vollkornhaferflocken, Bananen und Trockenobst. Als Faustregel gelten 7 – 8 g Kohlenhydrate pro kg Körpergewicht.

Kreatinphosphat (KP) ist eine energiereiche Phosphorverbindung. Es dient zur Auffüllung des Energiespeichers ATP, indem es seine Phosphatgruppe an das ADP, eine Vorform des ATP, abgibt, das sich dadurch in ein ATP »verwandelt«.

Eine fünftägige Energiekur mit 20 g Kreatin pro Tag vergrößert die Kreatinspeicher in den Muskelzellen. Insbesondere für die anaerobe, alaktazide Energiegewinnung, die bei Sportarten in der Leichtathletik, aber auch bei Spielsportarten wie Fußball, Handball, Eishockey und Volleyball sowie für Ballrückschlagspiele wie Tennis, Badminton und Squash häufig einen leistungsbegrenzenden Faktor darstellen, ist die Kreatinergänzung eine Möglichkeit, die Leistung zu steigern.

Im Sport bewährt haben sich Kreatinpräparate aus der Apotheke.

L

Laktat: Im Muskel gespeicherte Kohlenhydrate können zum Teil ohne Sauerstoff zur Energiegewinnung verwertet werden. Dieser Vorgang wird als anaerobe Glykolyse bezeichnet. Er wird bevorzugt, wenn sehr schnell Energie benötigt wird oder bei intensiver Belastung. Als Endprodukt entsteht Milchsäure (Laktat). Wird Milchsäure hierbei schneller produziert, als aus dem Muskel abtransportiert, erhöht sich die Konzentration im Muskel und es kann zur Übersäuerung des Muskels kommen. Dies kann zur schnelleren Ermüdung des Sportlers oder zu Muskelkrämpfen führen.

M

Mineralstoffgetränke: Da beim Schwitzen neben viel Flüssigkeit auch Mineralstoffe verloren gehen, versuchen viele Sportler, diese Verluste mit Hilfe von Sport-Mineralgetränken auszugleichen. Ein vollständiger Ausgleich ist mit den in Deutschland erhältlichen handelsüblichen industriellen Sport-Getränken nicht möglich. Die Schweizer Lebensmittelverordnung schreibt direkt vor, dass eine Nahrung nur dann als Ergänzungs- oder Zusatznahrung für Sportler bezeichnet werden darf, wenn sie die normale Ernährung derart ergänzt, dass besondere ernährungsphysiologische Bedürfnisse befriedigt werden können. Und zu den Ausführungen über elektrolythaltige Produkte heißt es im Gesetz, dass diese neben gut resorbierbaren Kohlenhydraten die wichtigsten im Schweiß vorhandenen Elektrolyte (Mengen- und Spurenelemente) enthalten müssen. Zu den notwendigen und wichtigen Mengenelementen gehört Natrium, zu den Spurenelementen das so wichtige Eisen.

Mineralstoffpräparate: Eine langfristige Einnahme von hoch dosierten Mineralstoffmonopräparaten wie Magnesium- oder Calciumtabletten kann den Mineralstoffhaushalt des Sportlers aus dem Gleichgewicht bringen. Denn Calcium und Magnesium werden über dieselben Transporter vom Darm in das Blut befördert. Gleichzeitig hemmt eine hohe Einzelaufnahme von Magnesium oder Calcium auch die Verwertung lebenswichtiger Spurenelemente wie Eisen, Kupfer oder Zink. Wer mit einer einseitig hohen Aufnahme von Calcium- oder Magnesiumpräparaten seine Mineralstoffversorgung verbessern möchte, schadet sich eher, als dass er sich hilft. Nicht so bei Mineralwässern, die ein Calcium-Magnesium-Verhältnis von 2:1 aufweisen. Bei derartigen Mineralwässern werden beide Mineralstoffe in einem sinnvollen Verhältnis zueinander aufgenommen, denn die empfohlene tägliche Zufuhrmenge ist beim Calcium etwa doppelt so hoch wie beim Magnesium.

Milchzucker ist ein natürliches Kohlenhydrat, das bereits in der Babyernährung Anwendung findet. Bei Sportlern kann Milchzucker neben der Erhöhung der Kohlenhydratzufuhr die Verdauung verbessern. Zudem fördert Milchzucker die Aufnahme von wichtigen Mineralstoffen wie Calcium, Magnesium und Phosphor.

N

Nährstoffe sind in Lebensmitteln und Getränken enthaltene Stoffe, die dem Aufbau des Körpers, dem Ersatz verbrauchter Körpersubstanz, der Regulierung des Stoffwechsels und der Lieferung der Energie dienen. Hauptnährstoffe sind Kohlenhydrate, Fette und Eiweiß. Mikronährstoffe sind Vitamine, Mineralstoffe und Spurenelemente.

P

Proteine sind wichtige Bausteine sämtlicher Körpergewebe und für Wachstum und Erneuerung der Zellen unentbehrlich. Sie sind notwendiger Bestandteil von Hormonen und Enzymen. Da bei einer körperlichen und geistigen Belastung vermehrt Protein im Körper umgesetzt wird, steigt der Proteinbedarf bei Sportlern an. Jedoch steigt hauptsächlich der Bedarf an Energie. Da dieser durch die vermehrte Nahrungsaufnahme ausgeglichen wird, werden fast automatisch auch mehr Proteine aufgenommen. Proteinkonzentrate sind bei Sportlern nicht notwendig, auch wenn bei intensiven Belastungen, zum Beispiel beim Marathon, bis zu 10 % der verbrauchten Energie aus Körpereiweiß gewonnen wird. Dieser erhöhte Eiweißverbrauch kann in der Nachtrainings- und Nachwettkampfkost durch leicht verdauliche, proteinhaltige Speisen und Getränke wie Aufläufe mit Nudeln, Getreideprodukte, Müsli mit Joghurt oder Milch oder Kartoffelgerichte mit Ei ausgeglichen werden.

Purine sind am Stoffwechsel beteiligte Verbindungen, die als Zellbestandteile aller Lebewesen auch in Lebensmitteln und Getränken vorkommen. Purine werden im Körper zu Harnsäure abgebaut. Besonders viele Purine sind im Fleisch enthalten. Bei einer zu hohen Purinzufuhr sollte man darauf achten, viel zu trinken, damit die zu viel entstandene Harnsäure mit dem Urin ausgeschieden werden kann. Ein hoher Gehalt an Harnsäure im Körper erhöht das Risiko, an Gicht zu erkranken.

Q

Quellstoffe gehören zu den Ballaststoffen. Sie binden Wasser, regen die Darmfunktion an und sorgen für einen geregelten Stuhlgang. Enthalten sind Ballaststoffe besonders in Vollgetreide, Hülsenfrüchten, Gemüse, Obst und Kartoffeln.

R

Reis: Unpolierter, ungeschälter Reis ist ein hochwertiges kohlenhydratreiches Lebensmittel, das in der Ernährung des

Sportlers seinen festen Platz haben sollte. Das Reiskorn besteht zu 75 % aus Kohlenhydraten, zu 7,5 % aus Eiweiß, zu 2 % aus Fett sowie aus vielen Mineralstoffen, Spurenelementen und reichlich Vitamin B_1, B_2 und Niacin. Vor dem Training oder Wettkampf sollte parboiled Reis bevorzugt werden. Durch ein spezielles Verfahren werden bei diesem die Vitamine und Mineralstoffe aus den Randschichten des Kornes in das Innere gepresst. Erst danach wird das Reiskorn geschält und von den Ballaststoffen getrennt. Ballaststoffe sind zwar sehr wichtig in der Ernährung, doch während des Wettkampftages häufig eine Belastung, da die Magenverweilzeit der Speisen verlängert wird.

Resorption ist die Aufnahme der durch viele Verdauungsvorgänge anfallenden Spaltprodukte der Nährstoffe in das Blut oder in das Lymphsystem. Aufnahme und Durchtritt durch die resorbierenden Schleimhautzellen erfolgt mit Hilfe verschiedener Resorptionsmechanismen. Hauptort der Resorption ist der Dünndarm.

Respiratorischer Quotient (RQ): Je nach Nährstoff werden bei der Verbrennung von Kohlenhydraten, Fett und Eiweiß unterschiedliche Sauerstoffmengen benötigt. Der RQ ergibt sich aus dem Verhältnis der bei der Oxidation frei gewordenen Menge Kohlendioxid zu der aufgenommenen Sauerstoffmenge. Der RQ für Kohlenhydrate beträgt 1, für Fette 0,7 und für Eiweiß 0,81. Mit Hilfe des RQ lässt sich die Beteiligung der verschiedenen Nährstoffe am Energieumsatz bestimmen. Liegt der RQ zwischen 0,9 und 1, werden maßgeblich Kohlenhydrate zur Energiegewinnung herangezogen. Sinkt mit zunehmender Dauer der Belastung der RQ ab, bedeutet dies eine zunehmende Mobilisierung der Fettreserven. Steigt der RQ, befindet sich der Stoffwechsel im anaeroben Bereich.

S

Stärke ist ein wichtiges pflanzliches Kohlenhydrat. Die bedeutendsten Quellen sind Getreideprodukte, Hülsenfrüchte und Kartoffeln. Beim Verdauungsvorgang wird die Stärke zu Glucose (Traubenzucker) gespalten.

Stoffwechsel ist die Bezeichnung für alle chemischen Abläufe im Körper. Hierzu zählt zum Beispiel der Abbau der Nahrung in kleinste Teile und deren Verwertung. Energiegewinnung, Auf-, Um- und Abbau von Körpersubstanz und die Ausscheidung von Stoffwechselprodukten sind weitere wesentliche Aufgaben des Stoffwechsels.

T

Traubenzucker wird auch als Dextrose oder Glucose bezeichnet. Er wird industriell aus Mais oder Kartoffelstärke gewonnen. Im Handel ist er in Form von Tabletten oder Pulver erhältlich. Traubenzucker ist ein reines Kohlenhydrat und enthält weder Vitamine noch Mineralstoffe oder Spurenelemente. Er geht nach der Einnahme in wenigen Minuten ins Blut über. Wie alle Kohlenhydrate, zum Beispiel auch der Haushaltszucker, kann er nur bei ausreichender Vitamin B-Zufuhr optimal verstoffwechselt werden. Reich an Vitamin B sind alle Vollkornprodukte, Schweinefleisch sowie Hefeprodukte wie honigsüße Hefeflocken, Hefe-Extrakte oder Gemüsebrühen.

U

Unterzuckerung beim Sport, auch als Hungerast bezeichnet, ist gekennzeichnet durch ein Absinken der Leistungsfähigkeit während der sportlichen Betätigung. Ursache kann eine Entleerung des Glykogendepots in der Leber sein, das infolgedessen nicht mehr in der Lage ist, den Blutzuckerspiegel auf konstantem Niveau zu halten. Besonders betroffen ist die Konzentrations- und Koordinationsfähigkeit während der sportlichen Belastung. Diese Situation geht häufig mit einem plötzlichen Hunger-, Kraftlosigkeits- und Schwindelgefühl sowie mit Schweißausbrüchen einher und zwingt dadurch Athleten oft zum Abbruch der sportlichen Tätigkeit. Durch eine kohlenhydratreiche Vorwettkampfkost und die rechtzeitige Einnahme von kohlenhydratreichen Sport-Snacks wie Müsliriegeln, Trockenobst und Bananenstückchen sowie kohlenhydrathaltigen Sport-Schorlen, Mischungen aus mineralstoffreichem Mineralwasser mit Apfel- oder Orangensaft im Verhältnis 2:1 kann dieser Situation vorgebeugt werden.

V

Vegetarismus: Die vegetarische Ernährungsweise wird immer beliebter. Gründe gibt es viele. Sie reichen von gesundheitlichen Aspekten über religiöse, ethische bis hin zu ökologischen Gründen. Der vegetarischen Ernährung wird wegen der erhöhten Kohlenhydratzufuhr durch pflanzliche Lebensmittel eine Steigerung der Leistungsfähigkeit, eine Verbesserung der Widerstandskraft gegen Krankheiten und eine Erhöhung der Lebenserwartung nachgesagt. Neben ihren Zielen unterscheiden sich die Vegetarier auch in ihrer Lebensmittelakzeptanz.

Ovo-Lacto-Vegetarier: Verzicht auf Fleisch, Fleischprodukte und Fisch.

Lacto-Vegetarier: Verzicht auf Fleisch, Fleischprodukte, Fisch und Eier.

Veganer: Verzicht auf Fleisch, Fleischprodukte, Fisch, Eier, Milch, Milchprodukte und Honig.

Verdauung ist der Abbau der Lebensmittel und Getränke in kleine Bestandteile mit Hilfe von Verdauungsenzymen und anderen Sekreten des Magen-Darm-Traktes. Diese Bestandteile können zerkleinert vom Körper aufgenommen und verwertet werden.

Verweildauer: Ein wichtiger Faktor, der über die Verwendbarkeit von Nahrungsmitteln im Sport entscheidet, ist die Verweildauer im Magen. Die Speisen werden nach Aufnahme über den Mund im Magen gespeichert und zum Teil zerkleinert, bis sie portionsweise in den Zwölffinger-

Verweilzeiten ausgewählter Lebensmittel im Magen
Weniger als 1 Stunde:
1 Glas Mineralwasser
1 – 2 Tassen Tee mit Honig
1 Glas Fruchtsaft-Schorle (3:1)
Bis zu 2 Stunden
1 Portion Müsli-Joghurt
1 Portion Gemüse (zum Beispiel Blumenkohl, Brokkoli)
1 Portion Kochfisch
1 Scheibe Brot mit fettarmem Belag
1 Stück Trockenkuchen
bis zu 3 Stunden
1 Scheibe Vollkornbrot mit dünnem Belag
1 Portion Müsli mit Obst und Joghurt
1 Portion Haferflocken
1 Portion Wurzelgemüse
1 – 2 Äpfel

darm weitergegeben werden. Dort findet die weitere Aufspaltung des Speisebreis in kleine Teilchen statt, die anschließend im weiteren Verlauf des Dünndarms in den Organismus aufgenommen (resorbiert) werden können.

Bei diesen Verdauungsschritten wirkt sich die Magenverweilzeit deutlich geschwindigkeitsbestimmend aus; das heißt, sie bestimmt, wie lange es dauert, bis die in den Nahrungsmitteln enthaltenen Nährstoffe dem Körper zur Verfügung stehen.

Vitamine sind lebenswichtige Stoffe, die für viele Funktionen des Körpers unentbehrlich sind. Der Mensch ist auf die Zufuhr von Vitaminen mit der Nahrung angewiesen, da er sie nicht selbst herstellen kann. Man unterscheidet fettlösliche (Vitamine A, D, E, K), die im Körper gespeichert werden können, und wasserlösliche (B_1, B_2, B_6, B_{12}, C, Niacin, Biotin, Folsäure), die mit Ausnahme des Vitamin B_{12} nicht in größeren Mengen im Körpergewebe gespeichert werden können.

Vitaminpräparate sind für sportlich aktive Personen entbehrlich. Der Mehrbedarf an Vitaminen ist gering und kann leicht über eine bewusste Ernährung mit Getreideprodukten, Obst, Gemüse oder Milchprodukten gedeckt werden. Vitamingaben über den Bedarf hinaus führen zu keiner Leistungssteigerung.

W

Wassergehalt: Der Wassergehalt eines Lebensmittels ist für dessen Energiegehalt entscheidend. Ein wasserreiches Lebensmittel ist energieärmer als ein wasserarmes Lebensmittel. Viele Obst- und Gemüsearten bestehen zu über 90 % aus Wasser.

Z

Zwischenmahlzeiten helfen, den Blutzuckerspiegel konstant zu halten und den Leistungstiefs zwischen den Hauptmahlzeiten entgegenzuwirken. Empfehlenswerte Zwischenmahlzeiten sind neben Erfrischungsgetränken Obst, Joghurt mit Cerealien, Brot und Brötchen.

»Besser denkt, wer richtig und ausreichend trinkt.«
Dr. Siegfried Lehrl

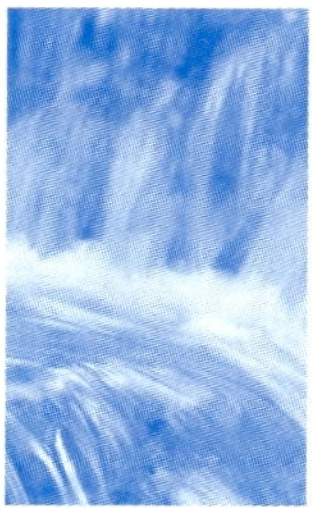

Rezepte

Jedes Rezept ist mit Angaben über die Nährwerte versehen. Ein Getränk wird als reich an den Vitaminen A, B_1, B_2, E und reich an den Mineralstoffen Kalium, Calcium und Eisen bezeichnet, wenn es 7,5 % der von der DGE (Deutsche Gesellschaft für Ernährung) empfohlenen Tagesmenge für einen Erwachsenen enthält, und als natrium-, magnesium- und jodreich, wenn es 5 % der empfohlenen Menge beinhaltet. Bei Vitamin D sind es 10 %, bei Vitamin C 25 % und bei Niacin (ein Vitamin, das vom Körper wie das Vitamin B_2 im Prozess der Energiegewinnung benötigt wird) etwa 20 % der empfohlenen Menge.

Bei Getränken mit Mineralwasser ist der Mineralstoff- und Spurenelementgehalt stark vom verwendeten Mineralwasser abhängig. Bei der Rezeptentwicklung wurde ein mineralreiches Mineralwasser mit viel Hydrogencarbonat verwendet.

Die Rezepte sind jeweils für eine Person angegeben. Die verwendeten Säfte können Sie entweder aus der Flasche erhalten oder Sie pressen sie frisch. Wie viel Obst oder Gemüse Sie für 100 ml Saft benötigen, finden Sie in folgender Tabelle:

Obst	Gramm	Stück (etwa)
Ananas	150	¼
Äpfel	150	2
Birnen	150	2
Gurken	150	½
Karotten	180	4–5
Kiwis	150	3
Mandarinen	150	3
Mangos	150	2
Orangen	150	1–2
Paprika	150	1–2
Pflaumen	150	12
Rotkohl	150	1
Sellerie	150	1
Tomaten	150	2–3

Abkürzungen hinter den Rezepten:

kcal = Kilokalorie
KJ = Kilojoule
KH = Kohlenhydrate
EW = Eiweiß
Ca = Calcium
Fe = Eisen
J = Jod
K = Kalium
Mg = Magnesium
Na = Natrium
P = Phosphor

Getränke aus Milch, Buttermilch, Kefir und Molke

Kämpfer

100 g Salatgurke
200 ml Buttermilch
1 TL Obstessig
1 Prise Jodsalz
1 Bund Schnittlauch
2 Eiswürfel

Salatgurke, Buttermilch, Obstessig, Jodsalz und Kräuter gemischt mit zwei Eiswürfeln im Mixer aufschlagen. In ein Glas füllen und mit Schnittlauch bestreuen.

kcal: 90 kJ: 380 KH: 8 g EW: 10 g
Fett: 2 g Vitamine: A, B1
Mineralstoffe: K, P, Ca, Mg

Over-Taker

1 Birne
200 ml Milch
½ TL Zitronensaft
1 Kugel Vanilleeis
Schokoladenstreusel

Die Birne schälen und entkernen, mit Milch und Zitronensaft im Mixer kräftig durchmischen. Die Kugel Vanilleeis mit den Schokostreuseln in ein Glas geben, den Milchmix darübergießen und mit Strohhalm servieren.

kcal: 280 kJ: 1150 KH: 33 g EW: 9 g
Fett: 12 g Vitamine: A, B1, B2
Mineralstoffe: Na, K, Ca, P, Mg

Jubelsaft

150 ml Tomatensaft
100 ml Buttermilch
1 EL Magerquark
1 EL Sanddornsaft
3 Spritzer Zitronensaft
2 Eiswürfel
Pfeffer

Tomatensaft, Buttermilch, Magerquark, Sanddorn und Zitronensaft im Mixer mit zwei Eiswürfeln mixen. In ein Glas geben und mit etwas Pfeffer bestreuen.

kcal: 80 kJ: 350 KH: 10 g EW: 8,0 g
Fett: 1,2 g Vitamine: A, B1, B2, C, E
Mineralstoffe: K, Ca, Mg

Ananasbolika

100 g frische Ananas
2 EL Birnendicksaft
1 EL honigsüße Hefeflocken
1 TL Zitronensaft
200 ml Buttermilch
Ananasspalten

Die Ananas, den Birnendicksaft, die honigsüßen Hefeflocken und den Zitronensaft im Mixer pürieren, dann die Buttermilch unterquirlen. In vorgekühlte Gläser geben und mit Ananasspalten garnieren.

kcal: 140 kJ: 580 KH: 22 g EW: 8 g
Fett: 2 g Vitamine: B1, B2
Mineralstoffe: K, Ca, P, Mg

Warm-up-Drink

3 EL honigsüße Hefeflocken
100 ml Karottensaft
100 ml Orangensaft
100 ml Joghurt

Honigsüße Hefeflocken, Karottensaft und Orangensaft im Mixer verrühren. Joghurt dazugeben und sofort servieren.

kcal: 140 kJ: 580 KH: 21 g EW: 7 g
Fett: 3 g Vitamine: A, B1, C
Mineralstoffe: K, Fe, Ca, Mg

Dancing

½ Banane
2 EL Milchzucker
100 ml Orangensaft
etwa 200 ml Buttermilch

Banane mit Milchzucker und Orangensaft im Mixer aufschlagen und während des Mixens mit Buttermilch auf 300 ml auffüllen.

kcal: 215 kJ: 900 KH: 41 g EW: 8 g
Fett: 2 g Vitamine: B1, B2, C
Mineralstoffe: K, P, Mg, Ca

Raketen-Mix

100 ml Sauerkrautsaft
100 ml Rote-Bete-Saft
2 EL Birnendicksaft
etwa 100 ml Buttermilch

Sauerkrautsaft, Rote-Bete-Saft und Birnendicksaft gut durchmixen und mit Buttermilch auf 300 ml auffüllen.

kcal: 125 kJ: 520 KH: 21 g EW: 6 g
Fett: 1 g Vitamine: C
Mineralstoffe: Ca, K, Na, Mg, Fe

Finisher

100 ml Sauerkrautsaft
100 ml Tomatensaft
Jodsalz
Pfeffer
etwa 100 ml Kefir
Staudensellerie

Sauerkraut- und Tomatensaft mixen und mit Jodsalz und Pfeffer abschmecken. Mit Kefir auf 300 ml auffüllen und mit Staudensellerie garnieren.

kcal: 125 kJ: 520 KH: 17 g EW: 5 g
Fett: 4 g Vitamine: A, E, B1, B2, C
Mineralstoffe: J, Ca, K, P, Mg, Na, Fe

Relaxer

100 ml Tomatensaft
1 TL Meerrettich
Jodsalz
Pfeffer
1 Spritzer Tabasco
etwa 200 ml Kefir

Tomatensaft mit Meerrettich, Jodsalz, Pfeffer und Tabasco im Mixer gut pürieren. Mit Kefir auf 300 ml auffüllen und gut gekühlt sofort servieren.

kcal: 150 kJ: 620 KH: 13 g EW: 7 g
Fett: 7 g Vitamine: A, C
Mineralstoffe: J, K

Green Power

150 g Buttermilch
100 ml Gemüsesaft
1 TL Zitronensaft
etwas geriebener Meerrettich
1 Prise Jodsalz
etwas schwarzer Pfeffer

Die Buttermilch mit dem Gemüsesaft vermischen. Die Gemüsebuttermilch mit Zitronensaft, Meerrettich, Jodsalz und Pfeffer abschmecken.

kcal: 80 kJ: 335 KH: 10 g EW: 6 g
Fett: 1 g Vitamine: C, A, B1
Mineralstoffe: Ca, Mg, K, P

Mover

200 ml blauer Traubensaft
1 Kugel Vanilleeis
2 EL honigsüße Hefeflocken
1 EL Milchzucker
etwa 100 ml Joghurt

Traubensaft, Vanilleeis, honigsüße Hefeflocken und Milchzucker im Mixer aufschlagen und mit Joghurt auf 300 ml auffüllen.

kcal: 300 kJ: 1250 KH: 62 g EW: 6 g
Fett: 4 g Vitamine: B1, C
Mineralstoffe: K, Fe, Ca, Mg

Workout

50 ml Kefir, fettarm
100 ml Grapefruitsaft
100 ml Möhrensaft
1 TL Weizenkeimöl
1 EL Kresse

Den Kefir mit dem Grapfruit- und dem Möhrensaft vermischen, das Weizenkeimöl hinzufügen und alles gut verquirlen. Kresse waschen und trockentupfen. Den Drink in ein Glas füllen und mit der Kresse bestreuen.

kcal: 155 kJ: 650 KH: 19 g EW: 3 g
Fett: 8 g Vitamine: A, C, E, Folsäure
Mineralstoffe: Ca, Mg, P, Na, K

Getränke mit Mineralwasser gemischt

Fairness

100 ml Karottensaft
100 ml Orangensaft
1 EL Birnendicksaft
1 TL Zitronensaft
etwas frisch geriebener Ingwer
100 ml Mineralwasser
gehackte Minze

Karottensaft, Orangensaft, Birnendicksaft, Zitronensaft und Ingwer im Mixer aufschlagen. In ein Glas geben und mit Mineralwasser auffüllen. Mit gehackter Minze garnieren.

kcal: 90 kJ: 370 KH: 20 g EW: 2 g
Fett: 0 g Vitamine: A, B1, C
Mineralstoffe: K, Ca, Mg

Endlauf-Mischung

50 ml Sauerkrautsaft
150 ml Tomatensaft
Jodsalz
Pfeffer
100 ml Mineralwasser

Sauerkrautsaft mit Tomatensaft gut vermischen, mit Salz und Pfeffer abschmecken und mit Mineralwasser auffüllen.

kcal: 50 kJ: 200 KH: 10 g EW: 2 g
Fett: 0 g Vitamine: A, C, E
Mineralstoffe: K, J, Ca, Mg

Starter

50 ml Sauerkrautsaft
50 ml Karottensaft
100 ml Orangensaft
2 EL Birnendicksaft
100 ml Mineralwasser

Sauerkraut-, Karotten- und Orangensaft mit Birnendicksaft im Mixer aufschlagen. Anschließend mit Mineralwasser auffüllen.

kcal: 90 kJ: 370 KH: 20 g EW: 2 g
Fett: 0 g Vitamine: A, B1, C
Mineralstoffe: K, Ca, Mg

Pflicht

100 ml Kirschsaft
½ Banane
1 EL Birnendicksaft
100 ml Apfelsaft
etwa 100 ml Mineralwasser

Kirschsaft, Banane, Birnendicksaft und Apfelsaft gut durchmixen. Mit Mineralwasser auffüllen und sofort servieren.

kcal: 190 kJ: 760 KH: 45 g EW: 1 g
Fett: 0 g Vitamine: C
Mineralstoffe: K, Mg, Ca

Kür

2 EL honigsüße Hefeflocken
100 ml Orangensaft
100 ml Buttermilch
etwa 100 ml Mineralwasser

Honigsüße Hefeflocken, Orangensaft und Buttermilch im Mixer verrühren und mit Mineralwasser auf 300 ml auffüllen.

kcal: 80 kJ: 350 KH: 14 g EW: 5 g
Fett: 1 g Vitamine: B1, B2, C
Mineralstoffe: K, Ca, Mg

Ziel-Trunk

100 g frische Erdbeeren
100 ml Apfelsaft
2 EL Honig
etwa 100 ml Mineralwasser

Erdbeeren, Apfelsaft und Honig im Mixer pürieren und mit Mineralwasser auf 300 ml auffüllen. Sofort kalt servieren.

kcal: 140 kJ: 580 KH: 34 g EW: 1 g
Fett: 0 g Vitamine: C
Mineralstoffe: Ca, Mg

Pausentrank

1 Bund frische Zitronenmelisse
200 ml heißes Mineralwasser
1 TL Zitronensaft
1 EL Honig
100 ml Mineralwasser

Die Zitronenmelisse mit heißem Mineralwasser überbrühen und erkalten lassen. Einen Teil zum Garnieren aufbewahren. Zitronensaft und Honig hinzugeben und mit Mineralwasser auf 300 ml auffüllen. Mit frischer Zitronenmelisse garniert servieren.

kcal: 100 kJ: 420 KH: 22 g EW: 3 g
Fett: 0 g Vitamine: C
Mineralstoffe: Ca, Mg

Cool-down-Drink

1 Bund Petersilie
300 ml Mineralwasser
Jodsalz
Pfeffer
Obstessig
Staudensellerie

Petersilie mit Mineralwasser im Mixer gut durchmixen und den Saft durch ein Sieb geben. Mit Salz, Pfeffer und Obstessig abschmecken. Als Garnitur Staudensellerie verwenden.

kcal: 15 kJ: 60 KH: 3 g EW: 1 g
Fett: 0 g Vitamine: C
Mineralstoffe: Ca, Mg

Catch-up-Mix

200 ml Gemüsesaft
1 TL Olivenöl
1 TL fein gehacktes Basilikum
1 Messerspitze Knoblauchpaste
Jodsalz
Pfeffer
Saft von einer Zitrone
100 ml Mineralwasser

Gemüsesaft, Olivenöl, Basilikum, Jodsalz, Pfeffer, Knoblauchpaste und Zitrone gut aufschlagen und mit Mineralwasser auffüllen.

kcal: 150 kJ: 610 KH: 12 g EW: 2 g
Fett: 10 g Vitamine: E, C
Mineralstoffe: J, K, Ca, Mg

Winner

5 Mandarinen
½ TL abgeriebene Schale einer unbehandelten Mandarine
2 EL Birnendicksaft
200 ml Mineralwasser
Eiswürfel

Mandarinen schälen und mit der abgeriebene Mandarinenschale, dem Birnendicksaft und Mineralwasser im Mixer gut durchmischen. Auf Eis servieren.

kcal: 75 kJ: 310 KH: 18 g EW: 1 g
Fett: 0 g Vitamine: A, B1 ,C
Mineralstoffe: K, Ca, Mg

Speed-up

100 ml Saft von Rotkohl
100 ml Apfelsaft
100 ml Mineralwasser
1 EL Honig
Jodsalz
Zimt

Alle Zutaten im Mixer aufschlagen.

kcal: 130 kJ: 540 KH: 32 g EW: 1 g
Fett: 0 g Vitamine: C
Mineralstoffe: K, P, Mg, Ca

Stretching

Saft von einer kleinen Roten Bete
200 ml Orangensaft (Saft von 2 –3 Orangen)
1 TL Honig
100 ml Mineralwasser

Die Säfte und den Honig verrühren und mit Mineralwasser auf 300 ml auffüllen.

kcal: 110 kJ: 460 KH: 23 g EW: 3 g
Fett: 0 g Vitamine: A, C, E
Mineralstoffe: Ca, K, P, Mg

Ziellinie

100 ml Saft von Staudensellerie
100 ml Karottensaft
100 ml Mineralwasser
Jodsalz
Pfeffer
Staudensellerie

Die Säfte mischen und mit Jodsalz und Pfeffer abschmecken. Mit Mineralwasser auf 300 ml auffüllen und mit einem Staudensellerie dekoriert und gut gekühlt servieren.

kcal: 55 kJ: 230 KH: 11 g EW: 2 g
Fett: 0 g Vitamine: A, E
Mineralstoffe: Ca, K, Mg

Champion

200 ml Pflaumensaft
1 EL Honig
100 ml Mineralwasser
Zimt

Den Saft und den Honig vermischen und mit dem Mineralwasser auf 300 ml auffüllen. Mit Zimt bestäuben und sofort servieren.

kcal: 200 kJ: 840 KH: 51 g EW: 1 g
Fett: 0 g Vitamine: B1, E
Mineralstoffe: K, P, Mg, Ca

Jumper

100 ml Birnensaft
100 ml Apfelsaft
1 EL Milchzucker
100 ml Mineralwasser

Die Säfte verrühren, den Milchzucker unterrühren und mit dem Mineralwasser auf 300 ml auffüllen.

kcal: 100 kJ: 400 KH: 25 g EW: 1 g
Fett: 0 g Vitamine: C, E
Mineralstoffe: K, Ca, Mg

Tipp: Auch bei Mixgetränken sollten Mineralwässer mit einem Calcium-Magnesium-Verhältnis von 2:1 bevorzugt werden.

Road-runner

100 ml Paprikasaft
100 ml Gurkensaft
100 ml Tomatensaft
Jodsalz
Pfeffer
Tabasco

Die Säfte vermischen und anschließend mit Jodsalz, Pfeffer und Tabasco abschmecken.

kcal: 50 kJ: 210 KH: 9 g EW: 2 g
Fett: 0 g Vitamine: A, C, E
Mineralstoffe: K, J, P, Mg, Fe

Treffer

100 ml Kiwisaft
100 ml Apfelsaft
1 Banane
1 EL Milchzucker
Ingwer
Eiswürfel

Die Säfte und die Banane im Mixer aufschlagen. Milchzucker und Ingwer dazugeben und sofort auf Eis servieren.

kcal: 200 kJ: 810 KH: 46 g EW: 2 g
Fett: 0 g Vitamine: B1, C
Mineralstoffe: K, Mg, P

Gipfelstürmer

200 ml Mandarinensaft
2 Bananen
1 TL Cassis alkoholfrei

Den Saft und die Bananen im Mixer aufmixen. Den Cassis in ein Glas geben und das Getränk über einen Löffelrücken vorsichtig hinzugeben.

kcal: 250 kJ: 1050 KH: 61 g EW: 3 g
Fett: 0 g Vitamine: A, B1, B2, C
Mineralstoffe: K, Mg, P, Fe

Anpfiff

100 ml Mangosaft
100 ml Ananassaft
1 EL Kokosmilch
Eiswürfel
Fruchtspieß

Die Säfte verrühren. Die Kokosmilch in ein Glas geben und den Saft auf Eis darüberschütten. Mit einem Fruchtspieß garniert servieren.

kcal: 75 kJ: 310 KH: 18 g EW: 1 g
Fett: 0 g Vitamine: A, C
Mineralstoffe: K, Mg

Über die Autoren

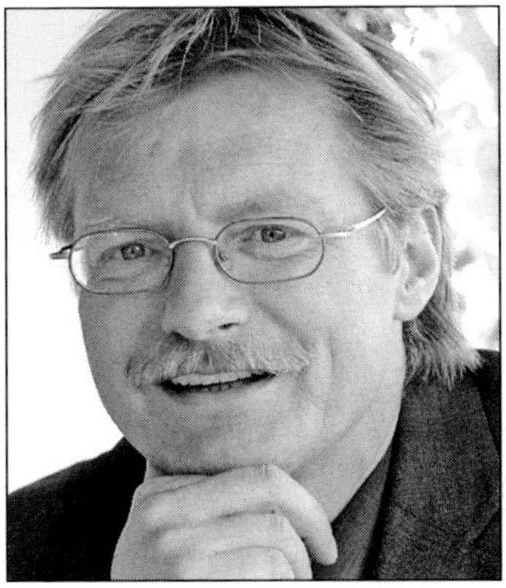

Dipl. oec. troph. **Günter Wagner** studierte an der Justus-Liebig-Universität Gießen Oecotrophologie und Erziehungswissenschaften. Als Ernährungswissenschaftler ist er Mitglied des Vorstandes im Institut für Sporternährung e.V., Bad Nauheim. Im Rahmen der sportmedizinischen Betreuung der Sportklinik Bad Nauheim berät er Leistungs- und Hochleistungssportler sowie Freizeit- und Breitensportler. Als wissenschaftliches Kuratoriums-Mitglied der Gesellschaft für Gehirnforschung e.V. und der Academy of Balneologie, Health Resort Science, arbeitet er interdisziplinär mit Wissenschaftlern verschiedener Fachbereiche zusammen. Innerhalb des vom Bundesministeriums für Ernährung, Landwirtschaft und Verbraucherschutz im Rahmen des Wettbewerbs »Besser Essen – Mehr Bewegen« geförderten Projektes »Kiks up Bad Nauheim« ist er Mitglied der Planungs- und Koordinierungsrunde und verantwortlich für den Bereich »Kiks up Genuss«. Zu seinen wissenschaftlichen Schwerpunkten gehören der Einfluss des Essens und Trinkens auf die körperliche und mentale Leistungsfähigkeit. Günter Wagner ist Mitglied im Verband Deutscher Medizinjournalisten (VDMJ) und im Verband der Oecotrophologen (VDOE). Er ist Autor zahlreicher Veröffentlichungen sowie Mitautor des Buchs »Essen Trinken Gewinnen« (pala-verlag) sowie des KIKS UP Koch- und Bewegungsbuches »Wilde Herde«.

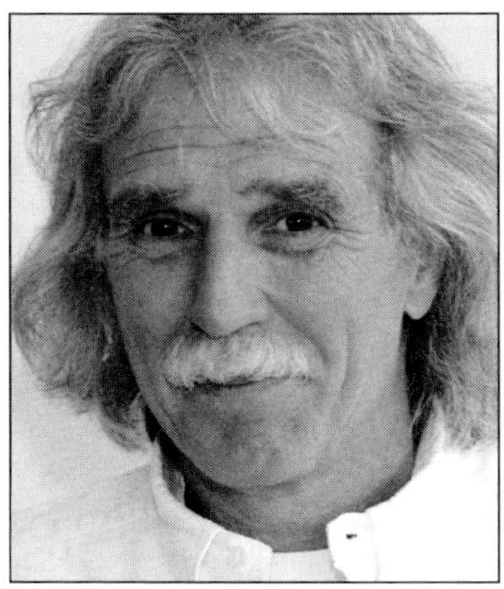

Dr. med. **Johannes M. Peil** ist Leitender Arzt der Sportklinik Bad Nauheim, Facharzt für Orthopädie, Facharzt für Physikalische und Rehabilitative Medizin, Sportmedizin und H-Arzt.

Dr. med. Johannes M. Peil studierte Jura und Medizin und promovierte nach seinem juristischen und medizinischen Staatsexamen an der Justus-Liebig-Universität, Gießen, zum Dr. med. Als Facharzt für Orthopädie wurde er leitender

Arzt der Sportklinik Bad Nauheim. Seit fast zwei Jahrzehnten betreut er Leistungs- und Hochleistungssportler verschiedenster Sportdisziplinen, u. a. bei Weltmeisterschaften und Olympischen Spielen. Zu den von ihm betreuten Sportlerinnen und Sportlern gehören u. a. Reiterinnen und Reiter der Deutschen Dressur-Equipe, der Weltklasseturner Fabian Hambüchen und der Tischtennis-Profi Timo Boll sowie weitere Hochleistungssportler aus den Sportarten Leichtathletik, Tennis, Fußball, Schwimmen und Handball. Im Motorsports betreut Dr. Peil den siebenfachen Weltmeister in der Formel 1, Michael Schumacher, Formel-1-Piloten wie Nico Rosberg und Timo Glock sowie den zweifachen Doppelsieger der Rallye Dakar, das VW-Motorsport Dakar-Team.

Neben dem Vorsitz im Institut für Sporternährung e.V. hat er das Präsidentenamt des Zentralverbandes ambulanter Therapieeinrichtungen Deutschland e.V. (ZAT) inne. Von Dr. Peil erstellte Konzepte, insbesondere in der ambulanten Versorgung von Patienten, werden auf nationaler und internationaler Ebene erfolgreich umgesetzt.

Uwe Schröder studierte Oecotrophologie sowie Erziehungs- und Sportwissenschaften an der Justus-Liebig-Universität Gießen und der Rijksuniversiteit Limburg, Maastricht/Niederlande.

Er war als Ernährungsberater im Rahmen von Management- und Verhaltenstrainings-Seminaren tätig und

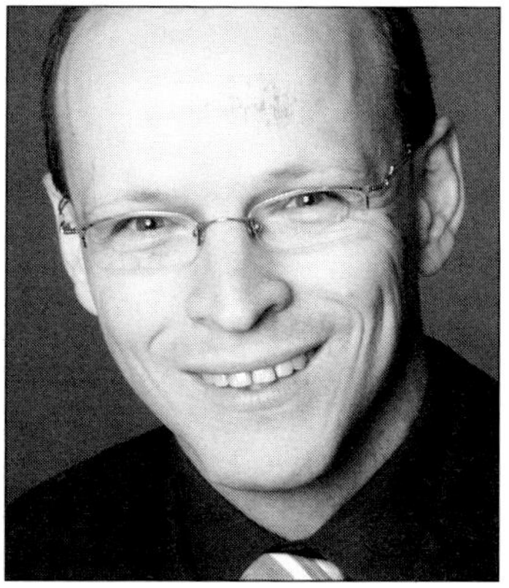

arbeitet als Ernährungswissenschaftler am Institut für Sporternährung e.V., Bad Nauheim. Zu seinen Aufgaben zählen die Durchführung wissenschaftlicher Studien, u. a. in Kooperation mit Universitäten und Hochschulen. Zudem leitet er die Ernährungsberatung bei Freizeit- und Leistungssportlern und bei Patienten der Sportklinik Bad Nauheim.

Uwe Schröder ist Lehrbeauftragter für »Sportlerernährung« und Betreuer zahlreicher Diplomarbeiten an der Hochschule Fulda, Fachbereich Oecotrophologie, sowie Mitglied des wissenschaftlichen Beirats der Gesellschaft für Gehirntraining e.V (GfG). Er ist Autor von Veröffentlichungen in Fach- und Publikumszeitschriften, Leiter des Weiterbildungsseminars »Sportlerernährung« für den Verband der Oecotrophologen e.V. (VDOe) und Fachreferent von Sportverbänden und Sportmedizinergesellschaften.

In seiner Freizeit ist der Vater zweier Kinder aktiver Tennisspieler mit Trainerlizenz und Langstreckenläufer.

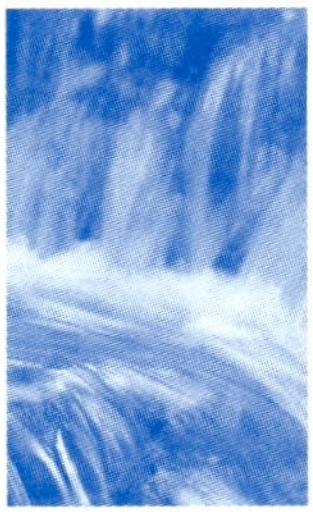

Sachindex

Viele Top-Athleten wissen es: Richtiges Essen und Trinken sind die Basis für Gesundheit und sportlichen Erfolg. Dazu bedarf es keiner Wundermittel, sondern einer sportgerechten Ernährung, um sich nicht selbst mit Messer und Gabel zu besiegen.

Die Autoren geben all denen, die im Sport tätig sind, ob als Aktive im Breiten- oder Spitzensport oder als Trainer, Übungsleiter oder Betreuer, praxisrelevante Hilfestellungen. Dabei werden sowohl die speziellen Anforderungen der jeweiligen Sportart als auch die Trainings- oder Wettkampfphasen mit berücksichtigt.

Das Handbuch veranschaulicht, wie Ernährung, Leistungsfähigkeit und Wohlbefinden zusammenhängen. Wertvolle Tipps helfen, die Warnsignale des Körpers richtig zu deuten und gesundheitliche Beschwerden zu vermeiden.

Die abwechslungsreichen Rezepte zeigen, wie einfach es ist, dieses Wissen in die Praxis umzusetzen, vom Frühstück bis zum Abendessen. Auch an die nächste Vereinsfeier wurde gedacht: Es gibt Anregungen zur sinnvollen Zusammenstellung eines Sportbuffets, bei dem der Genuss nicht zu kurz kommt.

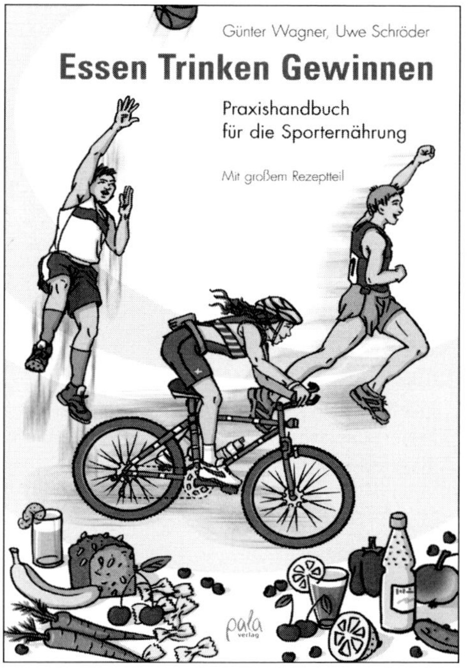

Das Standardwerk für alle ernährungsbewussten Sportler und alle Sportarten.

Günter Wagner, Uwe Schröder

Essen Trinken Gewinnen
Praxishandbuch für die Sporternährung
Mit großem Rezeptteil
ISBN: 978-3-89566-251-5

Vegetarisches aus aller Welt

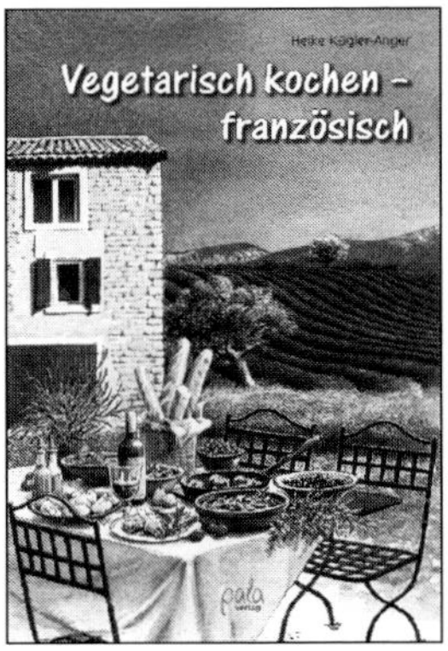

Heike Kügler-Anger:
Vegetarisch kochen – französisch
ISBN: 978-3-89566-224-9

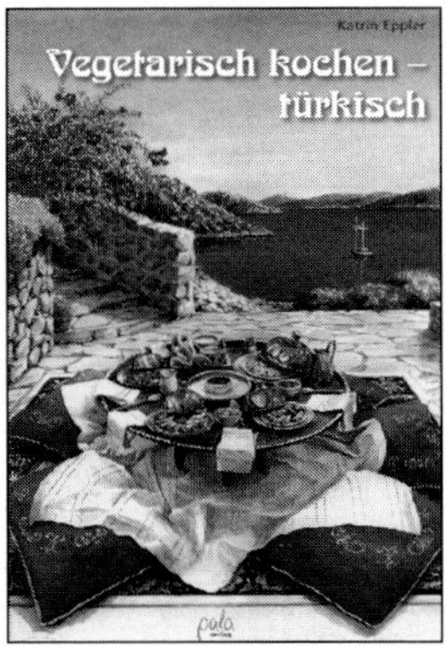

Katrin Epler:
Vegetarisch kochen – türkisch
ISBN: 978-3-89566-271-3

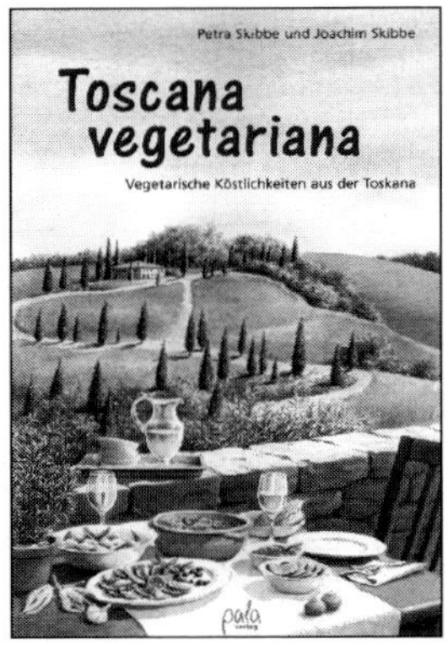

Petra Skibbe / Joachim Skibbe:
Toscana vegetariana
ISBN: 978-3-89566-278-2

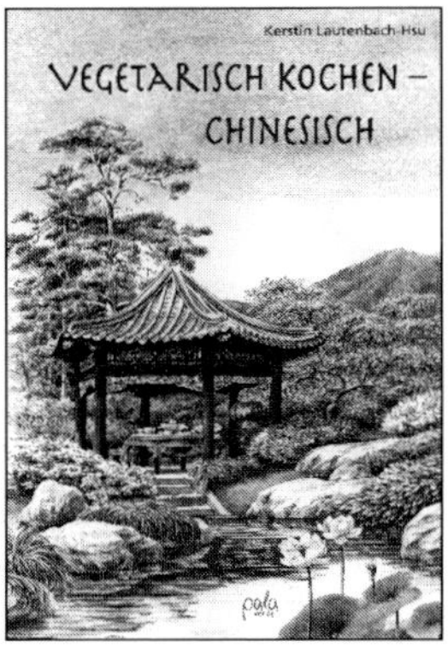

Kerstin Lautenbach-Hsu:
Vegetarisch kochen – chinesisch
ISBN: 978-3-89566-259-1

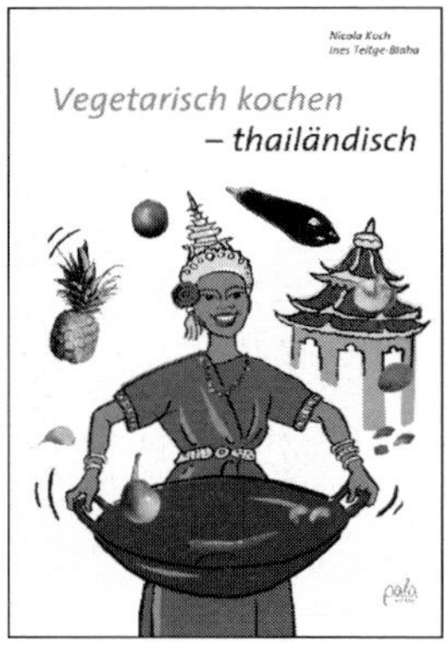

Nicola Koch / Ines Teitge-Blaha:
Vegetarisch kochen – thailändisch
ISBN: 978-3-89566-255-3

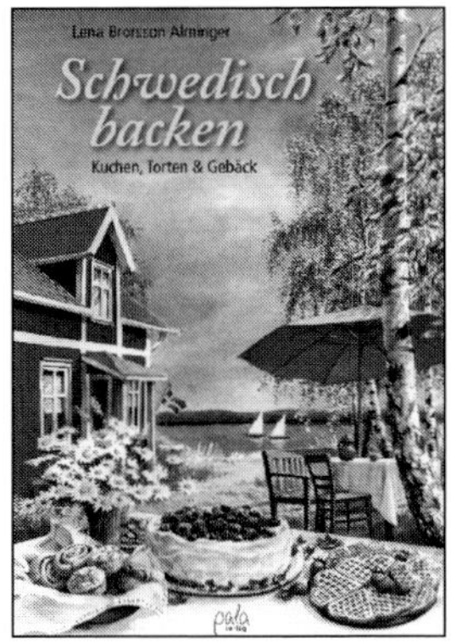

Lena Brorsson Alminger:
Schwedisch backen
ISBN: 978-3-89566-269-0

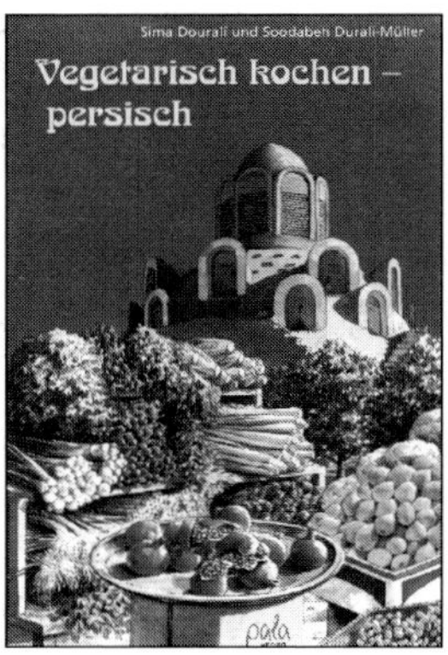

Sima Dourali /
Soodabeh Durali-Müller:
Vegetarisch kochen – persisch
ISBN: 978-3-89566-233-1

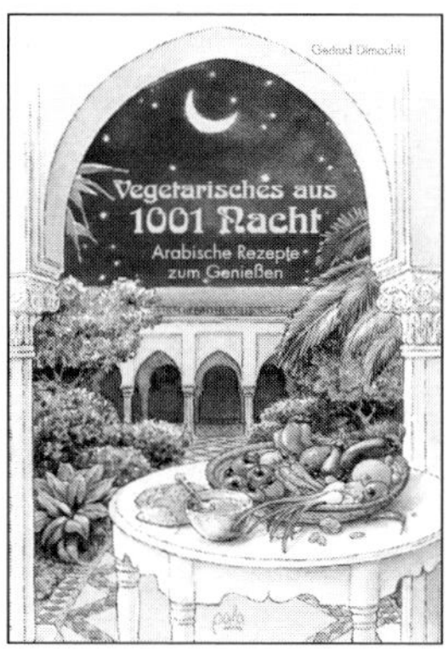

Gertrud Dimachki:
Vegetarisches aus 1001 Nacht
ISBN: 978-3-89566-169-3

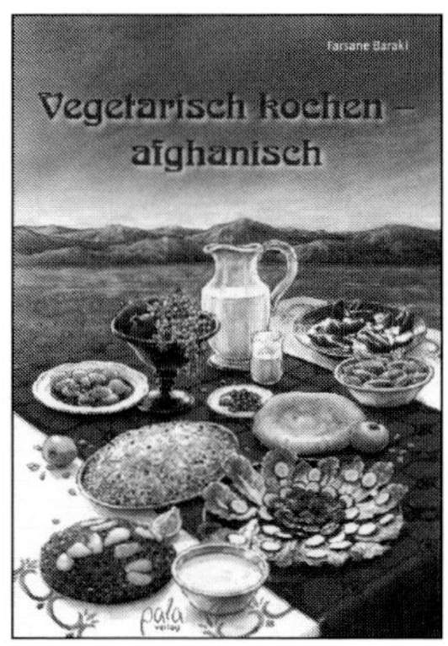

Farsane Baraki:
Vegetarisch kochen – afghanisch
ISBN: 978-3-89566-213-3

Andere Bücher aus dem pala-verlag

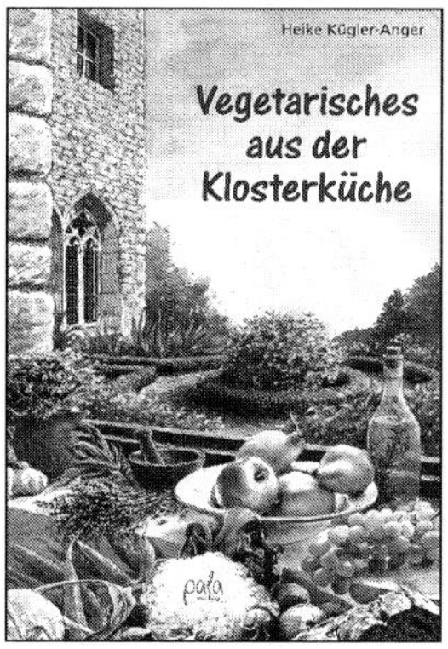

Heike Kügler-Anger:
Vegetarisches aus der Klosterküche
ISBN: 978-3-89566-286-7

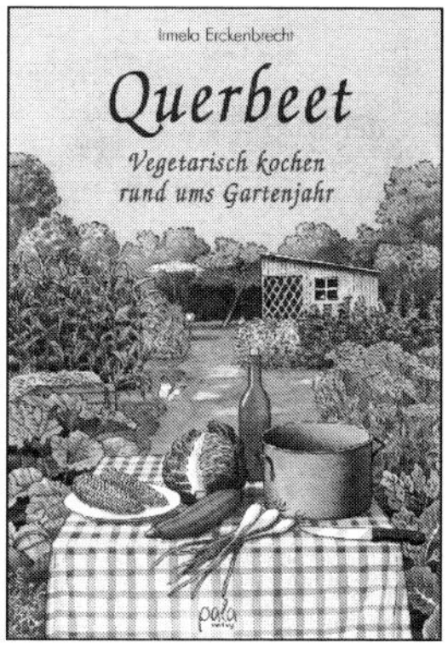

Irmela Erckenbrecht:
Querbeet
ISBN: 978-3-89566-279-9

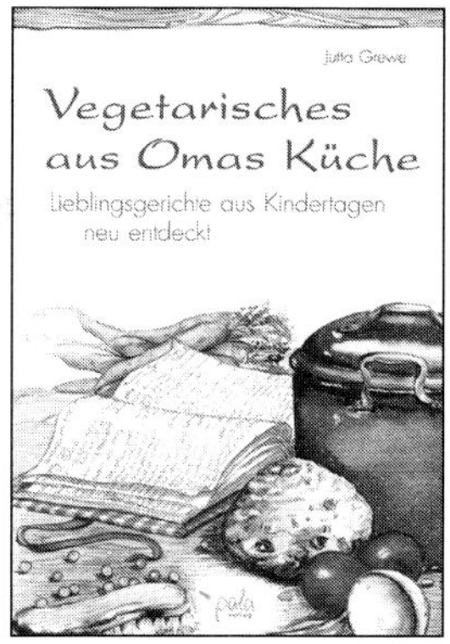

Jutta Grewe:
Vegetarisches aus Omas Küche
ISBN: 978-3-89566-294-2

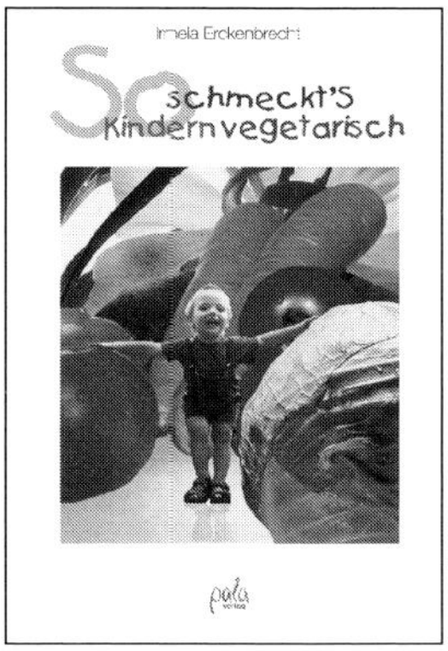

Irmela Erckenbrecht:
So schmeckt's Kindern vegetarisch
ISBN: 978-3-89566-170-9

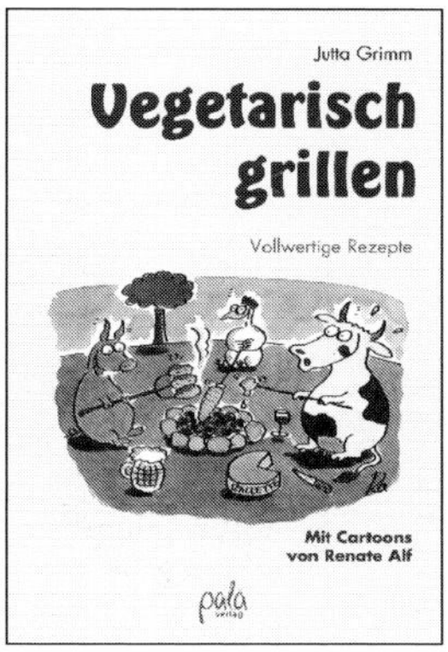

Jutta Grimm:
Vegetarisch grillen
ISBN: 978-3-89566-242-3

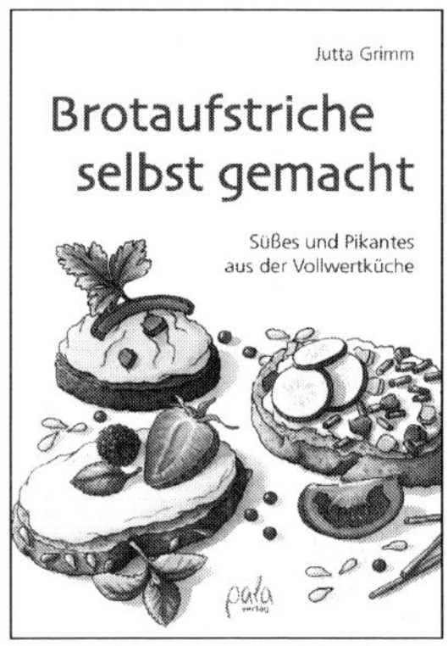

Jutta Grimm:
Brotaufstriche selbst gemacht
ISBN: 978-3-89566-248-5

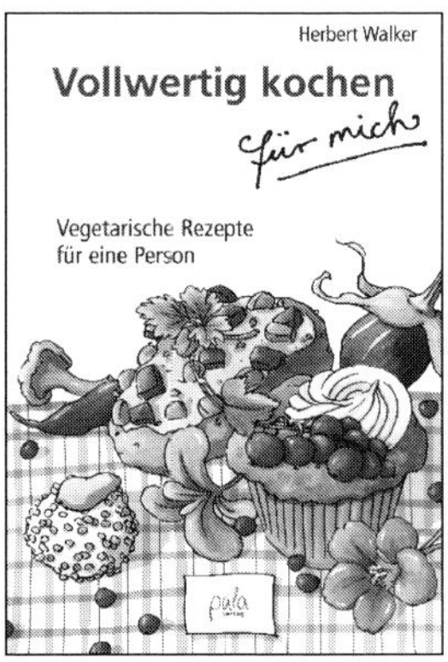

Herbert Walker:
Vollwertig kochen für mich
ISBN: 978-3-89566-272-0

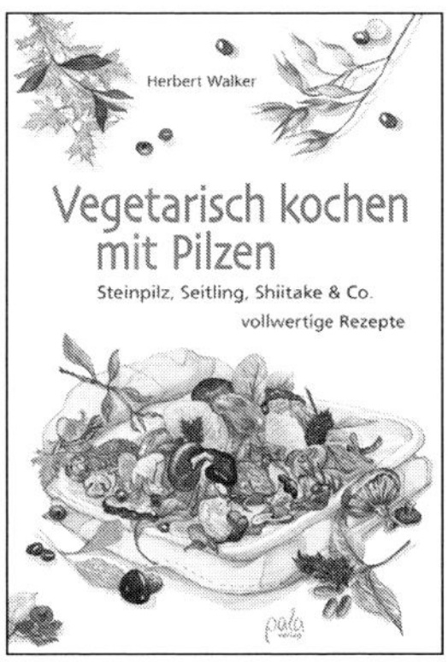

Herbert Walker:
Vegetarisch kochen mit Pilzen
ISBN: 978-3-89566-289-8

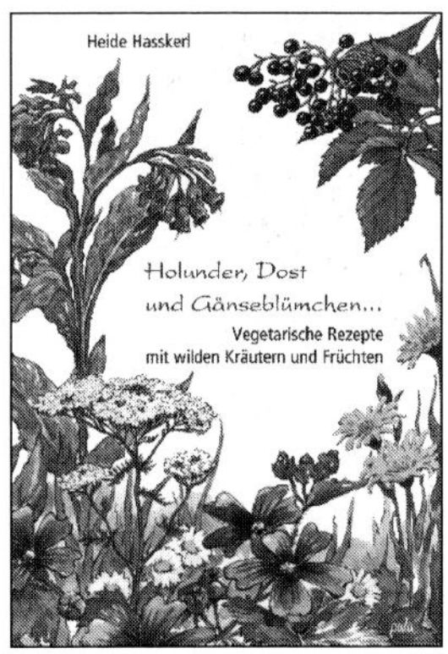

Heide Hasskerl:
Holunder, Dost und Gänseblümchen ...
ISBN: 978-3-89566-253-9

Gesamtverzeichnis bei: pala-verlag, Rheinstraße 35, 64283 Darmstadt, www.pala-verlag.de

ISBN: 978-3-89566-291-1

überarbeitete und ergänzte Neuauflage
Rheinstraße 35, 64283 Darmstadt
www.pala-verlag.de

Umschlaggestaltung: Agentur Damm & Bierbaum, Frankfurt
www.dammbierbaum.de

Innenillustrationen: Traudel Hagmann / Kirsten Schlag
Lektorat: Wolfgang Hertling

Satz und Gestaltung: Verlag Die Werkstatt, Göttingen
www.werkstatt-verlag.de

Druck und Bindung: fgb • freiburger graphische betriebe
www.fgb.de

Printed in Germany

Dieses Buch ist klimaneutral produziert. Print CO_2 kompensiert Id-Nr. 1110675